事例から学ぶ
歯科衛生士の
グッド
コミュニケーション

中村千賀子　著
白田千代子

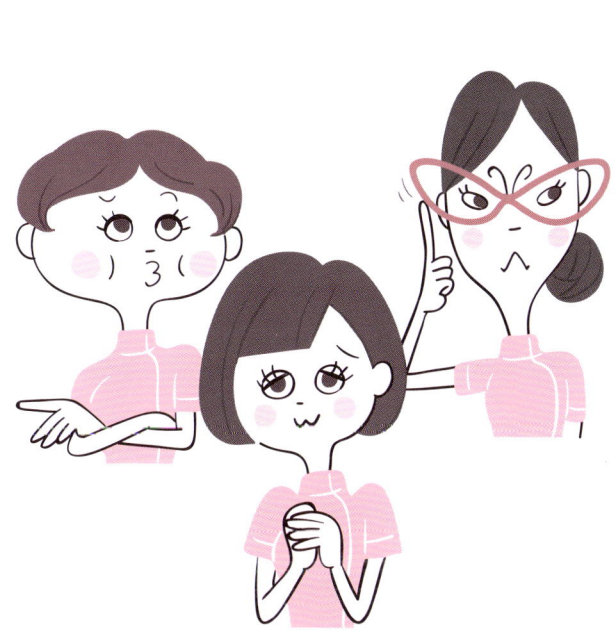
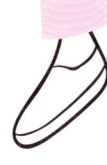

医歯薬出版株式会社

This book was originally published in Japanese
under the title of :

JIREI-KARA MANABU SHIKAEISEISHI-NO GUDDO KOMYUNIKĒSHON
—Interpersonal Communication for Dental Hygienist—Learning through
multiple scenarios

NAKAMURA, Chikako
HAKUTA, Chiyoko

© 2015 1st ed.

ISHIYAKU PUBLISHERS, INC.
  7-10, Honkomagome 1 chome, Bunkyo-ku,
  Tokyo 113-8612, Japan

はじめに

　歯科衛生士という職業は，終戦直後の1945年，アメリカ連合軍総司令部の占領政策の一環としてつくられました．国民の不衛生な口腔を改善し，歯科疾患を予防し，生活の質を向上させることを狙いとする「口腔保健の普及啓発」が主な業務内容でした．しかし，当時の日本人の習慣にはなじまないまま，歯科の診療補助が歯科衛生士の主な仕事としてとらえられるに留まっていました．ところが戦後70年が過ぎ，世界一の長寿国となった日本では，少子高齢化という時代背景のもと，当初アメリカが示した内容を越える業務を歯科衛生士が担わなければ人々の健康と幸福を支えられない時代を迎えることになったのです．

　政府は，戦後生まれの団塊の世代が75歳以上の後期高齢者となる2025年問題を見据え，「地域包括ケアシステム」を提示し，歯科衛生士に対しても診療所や病院，地域でその任務を担うことを求めています．つまり歯科衛生士はあらゆる職種の人々と連携して，口腔を主体とする専門性を活かして地域の人々の健康という，この目標を達成するように求められているのです．

　しかし，歯科疾患は生活習慣との関連が深く，多くはすぐに命にかかわるともみえず，支援を受ける人は受診や健診を敬遠したり，セルフケアに油断をしたりしがちです．そうした人のさまざまな思いをキャッチし，まずは「やる気」を引き出し，育てることが，歯科衛生士の専門性を十分に活かす基礎となります．その鍵こそが歯科衛生士のコミュニケーション力といえましょう．

　歯科衛生士として専門的な役割を果たすのはもちろんのこと，一人の人として成長し続けることも重要なことです．専門性を発揮するためには，対象者から信頼を寄せられなければなりません．専門的な技術や知識と違って，誰でもが敏感に察知できる歯科衛生士の人としての「ありよう」は，対象者が皆さんを信頼してよいかどうかを決めるときの大切な判断材料となります．この「ありよう」を育ててくれるのが，毎日の自分のコミュニケーションに対する振り返り・評価です．

　本書では，このような働きをもつコミュニケーションの知識や理論を基本に，歯科衛生士と対象者とのかかわり方を分析し，わかりやすく解説しました．また，3章では，タイプの異なる歯科衛生士の対応を6つの事例で検討することで，対象者や多職種とのコミュニケーションの重要性を振り返ることができるように工夫をしました．

　今後，歯科衛生士として悩んだり，つまずいたりすることがあることでしょう．そのようなときこそ，本書を読み返していただき，コミュニケーションによって，人は必ず成長することを思い出し，理想とする歯科衛生士像に少しでも近づく意欲を掻き立てていただけるならば，望外の喜びです．

2015年3月

中村　千賀子
白田　千代子

事例から学ぶ 歯科衛生士のグッドコミュニケーション

序 今，なぜ，歯科衛生士にコミュニケーションが必要なのでしょうか 中村千賀子 　1

1. 多職種との連携が必須のケア ……………………………………… 2
2. 全てのライフステージにかかわるケア …………………………… 2
   1) 妊産婦　3／2) 乳幼児期・幼児期　3／3) 学童期　3／
   4) 思春期　4／5) 成人期　4／6) 老年期　4
3. 人としての成長が必須なケア ……………………………………… 6

1章 歯科衛生士の役割とは 中村千賀子　7

1. 医療職としての専門性 ……………………………………………… 8
   1) 歯科衛生士法をチェックしてみよう　8／
   2) 医療保険と介護保険　11／3) 介護予防を担える歯科衛生士　11
2. 人々の健康の実現にかかわる歯科衛生士 ………………………… 12
   1) 健康とは　12／2) 健康への支援―動機づけ　13
3. 支援が必要な人と歯科衛生士のあり方 …………………………… 15
   1) 日本の「これまで」と「今」を知る　14／2) 高齢者を知る　24／
   3) かかわり方のポイント　25
4. 倫理と服務規律 ……………………………………………………… 26
   1) 人間の関係学　26／2) 専門家として行うべきこと，行ってはならないこと　27／3) 倫理の原則　28／4) 現場でわからないことが生じたとき　28

2章 コミュニケーションとは 中村千賀子　31

1. スキルだけではうまくなれない …………………………………… 32
2. 人間について ………………………………………………………… 33
3. 医療の現場における3つの人間関係 ……………………………… 34
   1) 第一の人間関係　34／2) 第二の人間関係　34／
   3) 第三の人間関係　35
4. 医療の現場で大事な人間関係 ……………………………………… 36
   1) 効果的な保健指導の鍵となるコミュニケーション力　36／2) 自分自身を磨くことを忘れずに　37
5. コミュニケーションの役割 ………………………………………… 37
   1) コミュニケーションの流れ　37／2) 自己実現と動機づけ　38／
   3) 行動変容　38／4) 患者さんに落ち着いてもらうコミュニケーション　39
6. コミュニケーションの成分 ………………………………………… 39
   1) メッセージ　39／2) マルチ・チャンネルのメッセージ　42

CONTENTS

　7. コミュニケーションのコツ ……………………………………… 43
　　　1）自分を知る　43／2）意図と行動を一致させる　43／
　　　3）常に人間観や価値観を磨く　44／4）そのままわかろうとする　44
　8. コミュニケーションの落とし穴 ………………………………… 45
　　　1）メッセージをつくるときの落とし穴　45／
　　　2）伝え方の落とし穴　45／3）解読の落とし穴　46／4）言葉の読み違い　46／5）コミュニケーションの雑音　47
　9. コミュニケーションのプロセスと確かめ ……………………… 48
　　　1）コミュニケーションのプロセス　49／2）コミュニケーションの内容　50／3）コミュニケーションの流れ　51／4）確かめ＝「主人公はあなた」を伝える行為　51
　10. コミュニケーション―癒しモードから健康モードへ― ……… 52
　　　1）癒しの意味　53／2）健康の意味　53／3）癒しモードからヘルス・プロモーションへ　53／4）健康モードの考え方　54

3章　タイプ別に考えるコミュニケーション　白田千代子　55

　　　Case1　3歳の子どもをもつ母親への対応　56
　　　Case2　精神疾患患者への対応　64
　　　Case3　不規則な生活を送っている会社員への対応　72
　　　Case4　在宅訪問での対応　78
　　　Case5　がん治療中の患者への対応　85
　　　Case6　義歯使用者への対応　90

4章　歯科衛生士の活動の評価　中村千賀子　97

　1. 評価とはなにか ……………………………………………………… 98
　　　1）評価の種類　98／2）コンテンツとプロセス　99
　　　3）プロセス・データの収集　100／4）プロセス・データの評価　101
　2. コミュニケーションの評価 ……………………………………… 101
　　　1）まずクライエントとの人間同士の関係をつくる　102／2）クライエントの考えや希望を明らかにする　102／3）クライエントの心の変化から―問題点を明確に，そして共有する　103／4）知識を伝える時期を選ぶ　103／5）コミュニケーションの振り返りのポイント　103
　3. 信頼関係をつくる力をつけるために―態度分析― ………… 105
　　　1）5つの態度　106／2）望ましい態度，人の話を聞く態度　107
　4. 最終評価はクライエントから …………………………………… 110

ライフステージにおけるよくある事例あれこれ 21　白田千代子　111

Design／solo　Illustration／サンゴ

序

今，なぜ，歯科衛生士に
コミュニケーションが
必要なのでしょうか

1. 多職種との連携が必須のケア

　1980年代，障がいをもつ小児の口腔ケアが開始されました．また，同時期に在宅高齢者の訪問歯科診療がクローズアップされるようになりました．小児においては摂食嚥下の問題から，高齢者においては誤嚥性肺炎防止などに効果があるとして，口腔ケアの重要性に対する認識が高まりをみせてきています．どちらも多職種連携による問題解決が求められています．2012年からは，周術期における合併症の軽減や防止，予後の回復，患者の**QOL** (Quality of Life，生活の質) の低下を防ぐという大きな役割が歯科に期待されるようになってきました．どの世代においても，多職種との連携の必要性が大きくなってきたのです．

　すでに多職種協働を経験している職種では，コミュニケーション力が保健・医療・福祉の場において大変重要であることを理解しています．コミュニケーションの働きは，意思の伝達，意思の疎通です．互いの**情報の共有**ともいわれます．その共有がなされると，コミュニケーションの担い手の双方に**行動の変容**が起こるとされています．これまでにはなかった患者や病人の生活の改善なども，この行動の変容によって起こるのです．一方，専門家においても，新しい生活に一歩踏み出す患者や病人の様子を拝見することで，また一段と，人の健康について，考えをめぐらせ，新しい問題のとらえ方を学び，知識を求め，技術を磨くための一歩が始まるのです．これもまた，行動変容です．こうした一連の変化を**成長**とよぶことさえできます．

　このように，専門職として，多職種の人々と連携しながら，目的を遂行するには，コミュニケーションは欠くことはできません．ITの発達は現代の社会をずいぶんと便利にしました．しかし，コンピューター・リテラシーや情報の格差などの問題も起こってきて，人権が侵害されたり，犯罪の危険も叫ばれ始めています．さらに，ITの便利さ，容易さから，実際に人と会って，顔と顔を合わせてのコミュニケーションが苦手になってきたとか，目の前の人がどう反応するかが心配で，挨拶を交わすことや必要な事柄でさえ伝える勇気がでない…など，マイナスの面も表面化しつつあります．さまざまな職種の人々とよりよい関係をつくりながら，その人らしさを基本にその人の健康を「まもる」，「つくる」，そんな仕事を遂行するためには，コミュニケーション能力を培い，患者・病人と医療の専門家が互いに情報・問題を共有し，専門職としての力を発揮することが必須です．

2. 全てのライフステージにかかわるケア

　どんな人でも一生，食べること，話すことから離れることはほとんどありません．そのうえ，前述したように，歯科衛生士は単独で仕事をすることはありえません (**p.9 参照：歯科衛生士法**)．そのため歯科衛生士の仕事は，人の一生を対象としているので，そのケアの効果を上げるためには，それぞれほかの職種の専門性をよく理解し，協働することが必要となります．専門職だけでなく，ボランティアやクライエントの家族とも協力し，患者や障がい

を有する人，対象となる人のニーズに対応していかなければならないでしょう．そのニーズに応えるためには，それぞれの職種の人々に，歯科医療従事者が苦手とする部分を担ってもらえるように働きかけることも必要になるでしょう．

とくに歯科医療従事者は，対象となる人を**診療室に来院する患者**としてとらえる傾向があるので，対象となる人を常に**社会に生きている生活者**としてとらえることを意識する必要があります．歯科衛生士は，「ゆりかごから墓場まで」というように，生まれてから寿命を全うするまでのライフステージ全般にわたって，より健康な生活を求めて生き続ける人々に，口や歯のケアを「きっかけ」としてかかわることが求められているのです．

以下に，ケアに多職種の連携が求められる対象者をライフステージごとに示します．

1) 妊産婦

妊娠中に妊婦が何らかの疾病に罹患した際には，歯科医療従事者も必要なときに，診療した医師・看護師から情報を提供してもらいましょう．また，産婦人科や管轄の行政で開催される母親教室・両親学級などにかかわり，看護師・助産師・保健師・管理栄養士・臨床心理士と協働することも少なくありません．母子健康手帳を発行する行政の母子保健担当者が，出産時から母性健康管理指導事項連絡カード（母子管理カード）を作るなど，妊産婦は公的に管理把握されていることも知っておく必要があります．

2) 乳幼児期・幼児期

産婦人科医・小児科医・看護師，保健師，栄養士，臨床心理士，保育士，幼稚園教諭，地域の民生委員，児童相談所職員などと協働する機会があります．行政では母子管理カードが作成され，母子健康手帳とともに，就学までの状況が管理されます．子どもたちにとって生活習慣の基本を身につけるため，とくに大事な時期です．親の口腔内常在菌が子どもにもうつるので，子どものケアはもちろんのこと，母親の生活習慣病や歯周病などの予防を多職種と連携しながら行うことが重要です．育児にからめての指導であるために，多職種との連携は比較的容易な時期です．

悲しいことですが，身体的虐待やネグレクトなどの児童虐待を，民生委員・児童委員や警察とともに，歯科医師と歯科衛生士による歯科健康診断の際に，口腔の状況から発見しやすい時期でもあります．こうした問題解決には，児童相談所職員などとの連携も必要です．

3) 学童期

小学校・中学校の教員，養護教諭との連携によって，学校健康診断・学校歯科健康診断の結果を上手に利用・評価することで，口腔状況のよりよい改善が期待できます．一人ひとりの口腔の状況から，生活習慣病の予防を具体的に提案することも可能です．学校医との連携も重要で，学童の家族であるPTA (Parent-Teacher Association) の保健担当者にも積極的にかかわり，個々の口腔保健・治療に関心をもってもらうような啓発も重要です．学童保育を利用している子どももいますから，児童館の職員との連携も大切でしょう．

4）思春期

　教師・学校医・養護教諭・学校（高等学校・大学）職員との連携はもちろんですが，それぞれの生徒・学生への口腔保健の実践を交えた知識の普及・啓発がなによりも必要です．多くの場合，学校での健康診断が義務づけられているので，その場を利用することが最も効果的です．

5）成人期

　労働者へのケアは，それぞれの事業所の健康保険組合の事務職員・看護師・保健師やかかりつけ医院や病院のソーシャルワーカー・医師・看護師・栄養士との連携，ときには臨床心理士・理学療法士・言語聴覚士・作業療法士・薬剤師との連携が求められます．専業主婦やパートの人も，地域の行政によって歯科検診が実施され，そこでも歯科衛生士は，多職種との連携が期待されています．

　また，最近はがんや脳血管障害などの罹患率が高くなっているため，歯周病予防とともにがんや脳血管系の手術前後の歯科衛生士による周術期の口腔ケアにも重点がおかれるようになってきています．したがって，患者の全身疾患の治療にかかわる専門職種の活動内容をよく理解しておくことがとても重要です．

6）老年期

　自立している高齢者であっても，口腔の自己管理を怠り，口腔ケアのレベルを下げると，健康であった歯肉は直ちに変化し，歯肉炎を発症するため，専門的口腔ケアが必要となります．さらにほかの病気を抱える人や支援や介護が必要な人にとっては，口腔ケアのレベルを下げないためには，多専門職との連携が鍵となります．対象となる人のニーズに必要な専門職との連携の効果を上げるために，それぞれの専門職の役割と歯科関係者とのかかわり方を理解しておくことが重要です．かかりつけの医師・看護師との連携は当然ですが，その高齢者のおかれている状況によっては，ソーシャルワーカー・地域包括支援センターの職員（主任ケアマネジャー・看護師・社会福祉士など）とのかかわりも必要となります．在宅で療養している人の場合には，訪問看護師や理学療法士・作業療法士・言語聴覚士・薬剤師・管理栄養士・介護福祉士・ケアマネジャーなどとも連携をもたなくてはなりません．場合によっては，民生委員，地域のボランティア，認知症サポーターなどとのかかわりも必要になります．健康寿命（日常生活をするために一人で充分に動くことができる状態で長生きする年齢）を延ばすためには，口腔の健康が重要とされます．とくに高齢者の場合は，唾液分泌量の減少などにより歯周病や根面う蝕が増加しやすくなります．その予防には，多職種と連携し口腔機能を向上させることが必要で，結果として，日常生活動作（**ADL**：Activities of Daily Living）・生活の質（**QOL**：Quality of Life）の改善ができます．高齢になると，生活状態や生活信条，価値観など個人差が大きくなります．個人が抱える問題が多い場合や大きい場合には，保健・医療・福祉分野の専門職とより緊密な連携をとる必要があるでしょう．そのためには，国で推進している施策を理解しておくことも必要です．

保健・医療・福祉については，国民が安心・安全に暮らせるように，国が施策を策定しています．

医療保険や介護保険の内容も，これらの国の施策に対応して組み立てられています．うまく理解できないときは，地域の行政窓口に遠慮なく相談に行きましょう．対象者のニーズに応えられるように，行政担当者が相談に乗ってくれるはずです．

歯科衛生士の活動基盤は主に以下のような施策に基づいており，各都道府県・市町村の地域の状況に合わせた実践がなされています．歯科衛生士として働いている地域の施策や情報に目を通して，具体的に理解しておきましょう．

● 健康日本21（第2次）
　5事業5疾患
　　5事業（救急医療，災害医療，へき地医療の支援，周産期医療，小児医療）
　　5疾患（がん，脳卒中，急性心筋梗塞，糖尿病，精神疾患）
　健康増進計画
● 歯科口腔保健の推進に関する施策
● 福祉の施策
　介護予防・介護報酬
● 2013年度国の充実強化対策関係予算は
　①歯科保健医療の充実・強化
　②歯科診療情報の活用
　③歯科医師臨床研修関係費
　④歯科医療従事者養成確保対策
　⑤へき地保健医療対策
　⑥医療施設の設備整備
● 地域包括ケアシステム*

命に直接かかわりにくいけれども，社会に生きる人として大切な顔や口，食べることにかかわる歯科の領域は，自分のこれまでの，そして，これからの生活を振り返り，考えるうえで，すばらしい機会を与えてくれます．いいかえれば，人は身体だけで生きているのでもなければ，心だけで生きているのでもないということを，口にまつわる病は具体的に教えてくれます．ある歯科領域で起こる不具合をきっかけにして，人の大切な特徴である健康と病をよりよく理解していけるのです．

---

*地域包括ケアシステム：団塊の世代が75歳以上となる2025年を目途に，重度な要介護状態になっても住み慣れた土地で自分らしい暮らしを人生の最後まで続けることができるよう，住まい，医療・介護・予防・生活支援が一体的に提供されるようなシステム

3. 人としての成長が必須なケア

　歯科衛生士の仕事の特徴をふまえ，多職種連携と全てのライフステージの人々へのケアにはコミュニケーションが大切であると述べてきました．しかし，コミュニケーションは，対象者や専門職の人々とのかかわりをだけに必要というわけではありません．

　コミュニケーションの究極の目標は病人であれば一人の病をもつ人として人生をより豊かに生き抜いていけるようになること，そして，歯科衛生士であれば人として成長することになるのです．歯科衛生士が人として成長するという意味は，対象となる人をより広く理解できるようになる，そして，ほかの職種の人々とよりよい人間関係をつくり上げることができるようになるということです．さらに，対象となる人々が自らの健康と幸福を実現できるようになるために必要な，隣人として信頼される人としての幅広さ，奥深さを体得し，社会に生きる達人として人々への支援ができる存在になっていくこと，それが歯科衛生士の専門家としての役割なのです．

　詳しくは，本文中で説明をしますが，「人は一人では生きられない」という言葉が，「人の成長は人と人の相互の信頼関係を通してのみ起こる」という，コミュニケーションの究極の働きを示しているということを頭の隅において，この本を読み進めていただきたいと願っています．

1章 歯科衛生士の役割とは

本章のポイント

- 時代の変化と人々のニーズの多様化をふまえ，さまざまな場所で歯科衛生士としての**専門的な役割**を発揮し，ほかの医療職にアピールする力をもちたいものです．
- 初心に戻り，歯科衛生士の専門性とはなにかを認識するために「歯科衛生士法」にもう一度，目を通しておきましょう．ほかの医療職にはできない歯科衛生士独自の役割を，あらためて発見できるでしょう．
- 歯科衛生士の専門性を十分に発揮できるように，日頃から医療職としての専門的な技術を磨き，知識を蓄えておく必要があります．
- 歯科衛生士は，歯科疾患の予防，口腔衛生の向上に関する知識と技術で，**人々の健康と幸福の実現**を目指すプロフェッションの一つで，高度専門職業人とよばれる医療職として働く人々です．
- 健康とは一人の人間にとって，重要ですが，ある一定の身体的な状態だけをさすものではありません．また，健康と病気の境目も明瞭ではないのです．
- 病気とは身体の異常や症状があることばかりではなく，健康と同様，その人の生活や考え方，将来への希望など，心理的な側面，社会的な側面，そしてなによりも信念，信条，価値観なども深く関係しています．
- 支援とは，問題を抱える人が自身の問題を落ち着いて発見し，理解し，受け止め，その解決方法を選択し，不安ながらも決断し，実行できるようになるために行う専門的な活動です．
- 支援の効果は，支援を依頼する人（クライエント）自身の特徴や病気そのものの性質のほか，支援する側と支援される側の人間関係のあり方によって大きく変わります．
- 倫理とは，互いの人間らしさを尊重する姿勢にかかわる考え方です．その職業を行う人間として行わなければならないこと，行ってはならないことなどを決めた職業上の服務規律は，倫理の一部にあたります．

1. 医療職としての専門性

　歯科衛生士は時代の変化と人々のニーズの多様化により，さまざまな場所で，医療職としてその専門性を発揮する機会が急速に増えてきました．そのため，歯科医療従事者以外の職種の人々との情報共有・情報交換が必須となっています．また，多職種に歯科衛生活動の重要性を大きくアピールする力と共に技術・知識に自信をもつ必要があります．

　私たちが，歯科衛生士としての日常業務を行うとき，歯科衛生士法の条文を意識する人はそんなに多くはないかもしれませんが，本書のコミュニケーションの実例を読む前に歯科衛生士法に目を通して，「歯科衛生士の役割とはなにか」，いいかえれば，「国民一人ひとりから歯科衛生士はなにを求められているか」をあらためて認識し，気持ちを新たに，魅力ある医療の専門職としての誇りをもってほしいと思います．

　それが適切でよりよいコミュニケーションの第一歩となるはずです．誇りや自信をもつことと，威張ることは当然違います．本当の実力を蓄え，かつ自信のある人は，周囲の人にやさしく，寛容でいられる人です．

1）歯科衛生士法をチェックしてみよう
　歯科衛生士の役割を歯科衛生士法でチェックすると，以下のようにまとめられます．

(1) 歯科衛生士の業務
　P.9 の資料 1 をみてください．

①歯科予防処置
　う蝕や歯周病，つまり国民の口腔二大疾患の予防のために，「歯や歯肉の付着物や沈着物を除去」したり，「歯や口腔内に薬物を塗布する」ことが，国民の口腔衛生改善のために GHQ の指揮のもと，歯科衛生士の業務として課せられました．

　歯科医師の指示のもとで行う独占業務です．

②歯科診療の補助
　補助という言葉は，法律上の意味あいが強いものです．歯科診療の補助は歯科医師の指示に基づいて行いますので，歯科医師の判断（歯科衛生士の技術の習得度等で異なる）によってその内容は異なります．この歯科診療の補助は，法律上，看護師もできることになっています．

　介助は，直接口腔に影響のない手伝いといえる性格の仕事です．歯科衛生士の資格がなくても行える業務が介助です．歯科の仕事が円滑に行えるように，事務的な仕事，診療室の環境管理，物品管理などが含まれます．けれども，疾患を有する人を相手にするわけですから，常識と豊かな知識，対人関係能力を備えている必要があります．したがって，コミュニケーションについての知識が必要なことはいうまでもありません．

③歯科保健指導
　保健指導の目的をしっかりふまえて行わなければなりません．目標を達成するには，口腔

や歯に限った指導をしても解決できないと，多くの経験者が知っています．対象となる人々が保健指導の提案を受け入れ，積極的に行動に移してくれなければ目的は達成されません．保健指導は具体的に目に見える形で表されるものばかりではないだけに，大変難しい業務です．しかし，これは歯科衛生士にとって専門性を発揮する非常に大切な業務であり，コミュニケーション能力が最も必要とされます．

歯科診療の補助と歯科保健指導は看護師などでも実施できます．だからこそ，「やはり，歯科衛生士のほうがよい仕事をしますね」と認められるような内容のある業務を行えるのが専門職なのではないでしょうか．

(2) 誰でも資格をとれるとはかぎりません

歯科衛生士法には，歯科衛生士資格取得の条件が書かれています．

(3) 歯科衛生士独自で業（なりわい＝社会での仕事）はできません

歯科衛生士は，単独で開業はできません．歯科診療の補助や独占業務においても，歯科医師の指示が必要です．

歯科保健指導の業務に関しても，歯科衛生士として保健指導をする場合には，主治の歯科医師・医師の指示，就業地を管轄する保健所長の指示がなければできません．

資料1　歯科衛生士法

歯科衛生士は医療職である

第1条　この法律は，歯科衛生士の資格を定め，もつて歯科疾患の予防および口腔衛生の向上を図ることを目的とする．

〔歯科衛生士の定義〕

第2条　この法律において「歯科衛生士」とは，厚生労働大臣の免許を受けて，歯科医師（歯科医業をなすことのできる医師を含む．以下同じ．）の指導の下に，歯牙および口腔疾患の予防処置として次に掲げる行為を行うことを業とする者をいう．

現在認められている歯科衛生士の仕事

一　歯牙露出面および正常な歯茎の遊離縁下の付着物および沈殿物を機械的操作によつて除去すること．

二　歯牙および口腔に対して薬物を塗布すること．

他職種でもできる仕事

2　歯科衛生士は，保健師助産師看護師法（昭和23年法律第203号）第31条第1項及び第32条の規定にかかわらず，歯科診療の補助をなすことを業とすることができる．

3　歯科衛生士は，前2項に規定する業務のほか，歯科衛生士の名称を用いて，歯科保健指導をなすことを業とすることができる．

〔免許〕

第3条　歯科衛生士になろうとする者は，歯科衛生士国家試験（以下「試験」という．）に合格し，厚生労働大臣の歯科衛生士免許（以下「免許」という．）を受けなければならない．

誰でも資格がとれるとはかぎらない →

〔欠格事由〕
第4条　次の各号のいずれかに該当する者には，免許を与えないことがある．
　一　罰金以上の刑に処せられた者
　二　前号に該当するものを除くほか，歯科衛生士の業務（歯科診療の補助の業務及び歯科衛生士の名称を用いてなす歯科保健指導の業務を含む．次号，第6条3項及び第8条第1項において「業務」という．）に関し犯罪または不正の行為があつた者
　三　心身の障害により業務を適正に行うことができない者として厚生労働省例で定めるもの
　四　麻薬，あへん又は大麻の中毒者

〔登録・免許証の交付及び届出〕
第6条　免許は，試験に合格した者の申請により，歯科衛生士名簿に登録することによつて行う．
2　厚生労働大臣は，免許を与えたときは，歯科衛生士免許証（以下「免許証」という．）を交付する．

義務がある →

3　業務に従事する歯科衛生士は，厚生労働省令で定める2年ごとの年の12月31日現在における氏名，住所その他厚生労働省令で定める事項を，当該年の翌年1月15日までに，その就業他の都道府県知事に届け出なければならない．

第13条の2　歯科衛生士は，歯科診療の補助をなすに当つては，主治の歯科医師の指示があつた場合を除くほか，診療機械を使用し，医薬品を授与し，又は医薬品について指示をなし，その他歯科医師が行うのでなければ衛生上危害を生ずるおそれのある行為をしてはならない．ただし，臨時応急の手当をすることは，さしつかえない．

歯科衛生士単独で業はできない →

〔主治の歯科医師又は医師の指示〕
第13条の3　歯科衛生士は，歯科保健指導をなすに当つて主治の歯科医師又は医師があるときは，その指示を受けなければならない．

〔保健所の長の指導〕
第13条の4　歯科衛生士は，歯科保健指導の業務に関して就業地を管轄する保健所の長の指示を受けた時は，これに従わなければならない．ただし，前条の規定の適用を妨げない．

歯科衛生士の義務と資格 →

〔秘密保持義務〕
第13条の5　歯科衛生士は，正当な理由がなく，その業務上知り得た人の秘密を漏らしてはならない．歯科衛生士でなくなつた後においても，同様とする．

〔名称使用の制限〕
第13条の6　歯科衛生士でない者は，歯科衛生士又はこれに紛らわしい名称を使用してはならない．

＊歯科衛生士法「平成26年法律第83号・一部改正」（平成27年4月1日施行）

(4) 歯科衛生士の義務

　業務に従事する歯科衛生士には，届け出など果たさなければならない義務があります．「知らなかった」，「忘れていた」ではすまされません．社会のなかの約束事は果たす，これは職業人としての第一歩でもあります．

　また，業務上知り得た情報を他人に漏らしてはいけません．歯科衛生士を辞めた後であっても同じです．これを守秘義務といいます．歯科衛生士ならば，最低限の知識として法律を頭に入れたうえで，患者さんや対象となる人とのコミュニケーションの問題について考えてほしいものです．

2）医療保険と介護保険

　診療室における患者さんの治療に加えて，在宅療養者や高齢者に対して医療機関が行う訪問診療，訪問歯科衛生指導には，公的サービスとしての医療保険と介護保険があります．どちらにしても，在宅療養者や高齢者本人，介護者あるいは家族の方々に受け入れていただかなければ，歯科衛生士としての業務はできません．歯科衛生士が居宅を訪問するときには，歯科医師と同行すれば歯科診療の補助や介助ができますし，単独訪問であれば，歯科医師・医師の指示のもとでの口腔ケアを主体として実践できます．

　医療保険，介護保険の目指すところは，在宅療養者や高齢者の自立とQOLの維持・向上です．現在より少しでもよい状態になることを期待して，対処することです．医療保険，介護保険のどちらを利用する人でも，歯科衛生士が対応する場合には，施設であろうと，居宅であろうと，場所に関係なく，医療職として対応するのですから，専門性を生かした技術を相手に提供できなければなりません．

　とくに訪問の場合，家族やほかの多くの職種との連携が必ず必要になります．そこで，専門職としての活動をアピールできるか否かは，歯科衛生士としての能力次第ということになります．

3）介護予防を担える歯科衛生士

　少子高齢社会になり，今までの高齢者への対応では，わが国の財源は逼迫し，社会保障の費用は膨れ上がる一方です．その改革として，介護保険制度のなかに新予防給付が提唱され，介護予防という施策が実施されています．その柱には，①運動器の機能向上，②栄養改善，③口腔機能の向上，④閉じこもり予防・支援，⑤認知症予防・支援，⑥うつ予防・支援と6つの柱が掲げられています．①～⑥の目的は，生活機能低下を早期に発見し，短期集中的な対応を行うことで，生活機能の維持・向上を目指すものです．歯科衛生士であれば，介護予防の利用者の意向を汲んで歯科衛生士がプログラムを組み，高齢者の生活を支援する専門家と協力して，利用者が生活機能の維持・向上に対する意欲を自ら獲得するように促す働きかけが求められています．

　そのような歯科衛生士が担う介護予防では，高齢者との上手なコミュニケーションが，成功の第一歩となります．

歯科衛生士（言語聴覚士・看護師でも可）は指定介護予防事業所において，介護予防サービス（口腔機能の向上）の実施を個人の采配で，担うことができます．利用者が口腔機能を向上させるプログラムを理解し，日常生活のなかでそのプログラムを消化し，自立して生活できるように支援する事業です．実施期間は3カ月で，内容の評価を受けることになりますので，事前のアセスメントをきちんと行い，利用者のニーズに適したプログラムを企画し，提供できることが大切です．

福祉分野で活躍している歯科衛生士も増え，介護予防の内容も見直され，口腔機能の向上プログラムを執行しやすくなりました．

高齢者が事業に参加し，成果をあげて満足していただくためには，高齢者を理解したうえでコミュニケーションの上手なとり方をマスターしておくことが重要な鍵となります．

2. 人々の健康の実現にかかわる歯科衛生士

歯科衛生士には，歯科疾患の予防や口腔衛生や口腔機能を向上させるスキルをフルに活用しながら，人々の健康の実現にかかわることが期待されています．

人の**健康**とはどのようなものだと思いますか？

あなたは**健康**をどのようにとらえていますか？

お正月の初詣などで，多くの人々は「健康でありますように」と祈ります．また，「好きなことが自由にできる人生に，健康は必須アイテム（項目）だ」と考え，体重や血中のコレステロールを減らそうと，ときには好きな食べ物を制限したり，不自由な思いをしたり，つらい運動もします．好きなことをやめ，不自由さを我慢して，健康を手に入れようとするわけです．しかし，人間以外の動物はこのような努力はしません．

まだ目の前に来ていない**未来**を考えて，**現在**の生活をコントロールできる，これこそが人間や人間の健康を考えるうえで大事なことです．そして，心も健やかで，気心の知れた仲間や友達がいなければ，「健康だ」，「幸福だ」とは思えないのも私たち人間なのです．

1）健康とは

健康といえば**WHOの健康の定義**が有名です．「健康とは，人間の身体的，心理的，社会的な側面が**互いに補い合ったよい状態**で，単に疾病や病弱がないということだけではない（Health is a state of complete physical, mental and social well-being and not merely the absence of disease or infirmity）」と定義されています．completeは「完全な」と訳されたこともありますが，「互いに補い合う」という訳のほうが健康の定義にはぴったりします．

1998年に，状態（state）という言葉にダイナミック（a dynamic state）という形容詞と，心理的な側面の後ろに続けて，個人の考えや感じ方，信念などを意味するスピリット（mental, spiritual and social well-being）の形容詞を追加する改正案が提案されました．

1948年の定義と提案から人間の健康には以下のような意味が示されていると考えられま

す．

(1) 人間の健康はdynamicという言葉に表わされるように，一つの固定された状態ではなく，健康と病気の境に明瞭な線を引くことはできないこと（未病という考えにも通じる）
(2) 健康には生命にかかわる身体的な病変だけではなく，心理的な状態 (mental)，そして，人間関係に代表される社会的な活動 (social) も深くかかわっていること

がわかります．そのうえ，

(3) その人の考え方や感じ方，価値観や信念，すなわち生きがいや生きていく意味 (spiritual) などに注目しなければ，その人の健康を考えることはできない

ということです．

聖書に書かれている「人はパンだけで生きるのではない」との言葉を思い出すまでもなく，病気でなければ健康であるという考え方は単純すぎるでしょう．

病気とは，身体的な状態だけではなく，その人が人間らしく生きていくことが難しくなる状態をさします．そうした状態をひっくるめて**病気 (illness)**，あるいは**問題 (problem)** といいます．身体的に変化の現れる病気を疾病 (disease)，人が疾病を抱えることで人らしく生きていくことが難しくなった状態を病気 (illness) というように言葉を使い分けることもあります．このように考えると，健康には幸福という意味も含まれているといえるでしょう．

医学を社会学的視点からとらえ続けたアイゼンバーグ (L.Eisenburg) の次の言葉は，大変含みのある内容です．それは「患者は病気で苦しんでいるのに，医者は疾病を診断し，治療する」という言葉です．医療従事者と普通の人々のまなざし（とらえかた）が異なることを示しています．『人間らしく生きていく「意味」を考えることこそ，人間の健康と幸福を支援する人々にとって大切な仕事』ととらえて歯科衛生士としての任務を遂行したいものです．

2) 健康への支援―動機づけ

人は病気になると，医療の専門家の力を借りようとします．専門的な支援を自分が主人公として受けようとする，このような人をクライエント (Client) といいます．医療の専門家の支援とは，そのクライエントが健康になろうと行動を起こす決意を促すことです．その行動が確実に，また，クライエントにとって意味があるものになるように，知識や技術をもって手助けをすることです．

クライエントの病気やその原因がはっきりしている場合や，クライエントが治療や予防に意欲的であれば，医療従事者の支援も難しいことではありません．

しかし，クライエントがいつでも自分の病気を自覚し，理解できるともかぎりません．専門家が期待するように治療や予防法に協力，実行できるわけでもありません．クライエント側の知識不足，やる気のなさから，支援の効果を上げることが難しい場合も多くあります．

専門家の知識やクライエントの貴重な時間，費用が無駄になることもあります．

　健康教育や保健指導をする場合，こうしたクライエントの知識不足や依存的といえるやる気のなさで起こる無駄をなくすためにはどうすればよいでしょう．人々の主体的な健康づくり，効果的な治療の実践はどうすればよいのでしょう．

　いいかえれば，自分の健康について考え，疾病の原因や病気の経過を理解して，治療に積極的になり，予防も実践できる，そんな自立している人になってもらうにはなにが必要なのでしょう．**動機づけ**のために必要なものはなんでしょう．

　残念なことに，人は普段の生活に気をとられ，実際にお尻に火がつかないと，自分の病気や将来の健康について関心をもとうとしないでしょう．これは特別な例ではなく，社会で生きている多くの人に当てはまることなのです．

　そのためクライエントへの支援には，まず，「クライエントの問題はなにか」を知ることが大切です．これを**問題の洗い出し**，**問題発見**といいます．どんな優秀な医療の専門家でも，問題がわからなければ手も足も出ないのはあたりまえです．この問題発見についての工夫一つで，その後の支援，その結果がよくも悪くもなります．まずは，問題の洗い出し，発見が支援の第一歩です．

　そのために，なにをすればよいでしょうか．クライエントが自分の問題点に気づくように，クライエントと専門家の**適切な人間関係**をつくることです．

　クライエントに自覚とやる気があっても，支援が難しい場合があります．直接命にはかかわらないけれども，生活が大きく変わる歯科疾患はもちろんのこと，生活習慣病，慢性疾患のように，原因がなかなか発見されにくいもの，原因がわかっても生活を改善しないと治療できないものなどです．さらに，病気の原因が多く（多因子性疾患），簡単には原因を取り除けないなど，そんな特徴をもつ病気をもつ人への支援には，ひと工夫する必要があります．

　こうした病気とその治療・予防のための方法や手段を明確にするためには，WHOの定義を利用した，問題発見・解決を目的とする**プロブレム・リスト**＊（問題点の一覧表）を作成してみるのも有効な方法です．

3. 支援が必要な人と歯科衛生士のあり方

1）日本の「これまで」と「今」を知る

(1) 歯科衛生士の歴史と社会の変化

　日本では，第二次世界大戦の終戦を境に，人々のものの考え方や生活様式に大きな変化が

＊プロブレム・リスト：1960年代にL.L.Weedによって考案されたもの．患者の抱える病気やそれにまつわる問題を医学，生活環境，仕事，嗜好・習慣，社会的・心理的・経済的・身体的障害などの領域に分けて表につくり，系統的に問題を理解し診断をしようとするものです．患者については多くの視点から考えますが，問題発見に大きく影響する人間関係をつくりあげる医療従事者自身の態度や患者—医療従事者関係は含まれません．

起こったといわれています．このことは，みなさんも理解されていることでしょう．

一般の人々の医療についての考え方や希望する内容も，戦前に生まれた人と戦後に生まれた人，そのなかでも戦後すぐの生活の苦しい時代に生まれた人，経済成長が華やかだった時代に生まれた人では異なるといわれています．また，携帯電話，インターネット，フェイスブック，ラインなどの普及も考えると，昭和生まれの人の生活様式と現在の生活様式とは隔世の感があります．

そのような変化があったこと，それぞれが生まれ育った時代に大きく影響され，さまざまな考えや希望をもって生きていることを忘れずに，クライエントにかかわっていくことが求められます．

日本における「歯科衛生士の歴史」をみても，日本人の歯や口に対する考え方が大変なスピードで変化してきたことがわかります（表 1-1）．

また，障がいや病気をもっており，病院や施設ではなく在宅で生活をしている人も増えてきています．

表 1-1　歯科衛生士の歴史（略年表）

西暦(年)	日本	世界	その他起こったあれこれ
1866		・歯科領域への女性の導入提案（米国：J.Truman）	
1870		・う蝕予防についての論文発表（米国 New Orleans 大学 A.McLain）	
1890		・歯科疾患の予防について論文発表（米国：C.B.Atkinson）	
1894		・診療所で予防処置を開始（米国 Philadelphia の D.Smith）	・日清戦争
1898		・D.Smith "Prophylaxis in Dentistry" が出版された	
1903		・Dental Nurse の勧告（米国：Rein）	
1904			・日露戦争
1906		・診療所で予防処置の訓練を開始（米国：A.C.Fones）	
1913		・歯科衛生士の養成開始（米国：A.C.Fones）	
1914		・歯科衛生士の必要性を主張する（ニュージーランド：N.Cox） ・R.Adair が予防処置のための本を書く	

アイコンの見方：　🎬 映画　🎵 ヒット曲　📺 テレビ　🏅 オリンピック　⚾ 野球　⚽ サッカー

西暦(年)	日本	世界	その他起こったあれこれ
1915		・歯科衛生士法制定 (Massachusets, 米国)	
1916		・歯科衛生士学校創設 (New York, 米国)	
1917	・岡田 満が米国の歯科衛生士のことを滞米通信で日本に紹介する	・Forsyth の歯科衛生士学校 Columbia 大学に歯科衛生士養成コースがつくられる (米国)	
1920		・Hawai Strong Carter 記念歯科衛生士養成コースが始まる (Hawaii) ・School Dental Nurse の提案が採択される (Hunter, ニュージーランド)	
1921	・新潟県歯科医師会が歯科衛生手規定を決める ・ライオン児童歯科院がつくられる	・学校歯科看護婦の養成開始 (ニュージーランド)	
1922	・ライオン児童歯科院で3カ月の口腔衛生婦の訓練が始まる ・川上為次郎が"欧米における社会的歯科施設"の中で歯科衛生士を紹介する	・California 州歯科衛生士会が,全米の協会設立を要請 (米国)	
1923		・歯科衛生士協会設立 (米国)	・関東大震災 (9.1)
1924		・歯科医学校で歯科衛生士教育が開始 (Oslo) ・歯科助手協会設立 (米国)	
1925			・米国の喜劇王, チャールズ・チャップリン『黄金狂時代』コメディー映画誕生
1926		・歯科衛生士会雑誌が創刊 (月刊)(米国)	
1927			・健康保険制度実施
1928	・向井喜男が"欧米における学校歯科施設"に歯科衛生士紹介	・歯科衛生士協会の法人化 (米国)	
1930		・歯科衛生士協会が徳義規範を制定 (米国)	
1933		・歯科助手協会雑誌創刊 (米国)	
1934		・歯科衛生士協会雑誌が季刊発行に (米国)	
1940		・歯科衛生士協会が2年制教育を勧告 (米国)	
1941			・太平洋戦争
1942		・空軍歯科医学校で歯科衛生士の養成 (英国)	・『カサブランカ』(主演:イングリッド・バーグマン, ハンフリー・ボガート. フランス領モロッコのカサブランカを舞台にしたラブロマンス)
1945	・歯科教育審議会報告書中にOral Hygienist の養成が必要であると示唆される	・歯科医師会教育審議会が歯科衛生士教育課程を2年制と勧告 (米国)	・広島に原子爆弾投下 (8.6) ・長崎に原子爆弾投下 (8.9) ・終戦 (8.15)

西暦(年)	日本	世界	その他起こったあれこれ
1946	・日本に駐留していた連合軍の要請により「歯科教育審議会」設置		
1947		・歯科医師会が歯科衛生士学校指定基準を決定 (米国)	・保健所法改正
1948	・全国から24名の保健婦を集めて, 保健所歯科の業務補助のための講習を2週間にわたって行う ・歯科衛生士法公布		・歯科医師法成立, 同年施行
1949	・歯科衛生士指導者講習会を開き, 養成の基礎をつくる ・全国5カ所の保健所と一つの学校に養成を依頼する. ・各養成所は養成を開始する	・歯科衛生士協会創立 (英国)	🎬『青い山脈』(主演: 原 節子. 石坂洋次郎の小説が映画化. 作品中, ラブレターに「恋しい恋しい私の恋人」と書かれるべきところが「変しい変しい私の変人」となっているエピソードは名高い. 主題歌『青い山脈』もヒットする)
1950	・歯科衛生士学校養成所指定規則公布 ・第1回東京都歯科衛生士試験 ・日本に最初の歯科衛生士誕生	・歯科衛生士教育の開始 (カナダ)	🎤美空ひばり『東京キッド』
1951	・日本歯科衛生士会創立	・歯科衛生士専任の専従者誕生 (米国)	🎤第1回NHK紅白歌合戦 🎤童謡『めだかの学校』
1952			🎤美空ひばり『リンゴ追分』『お祭りマンボ』 🎬『風と共に去りぬ』(主演: ヴィヴィアン・リー, クラーク・ゲーブル. 撮影を見学していたヴィヴィアン・リーを主役に抜擢したエピソードは有名) 日本公開
1953	・日本歯科衛生歯科会会報1号発刊 ・鎌倉海岸に"歯の美容室"を開設 ・歯科衛生士法施行令公布		🎬昭和初期に大ヒットしたラジオドラマ『君の名は』が映画化 (岸恵子, 佐田啓二ら主演. 主人公の氏家真知子が耳まで隠すマフラーの巻き方「真知子巻き」が大流行) 📺白黒テレビ放映開始 🎤童謡『ぞうさん』 🎬『シェーン』(主演: アラン・ラッド, ラストシーンはあまりにも有名. 西部劇を代表する傑作)
1954			🎬『ローマの休日』(「トレビの泉」や「真実の口」などローマが舞台. 主演のオードリー・ヘプバーンが長くて美しいロングヘアからショートカットになるシーンは有名) 日本公開 🎬『七人の侍』(主演: 三船敏郎. 黒澤明監督を代表する映画の一つ)
1955	・歯科衛生士法の一部改正「診療補助業務」が加わる		
1956			🎤『ラジオ体操の歌』 🎬『太陽の季節』(主演: 長門裕之, 南田洋子. 石原慎太郎著の「太陽の季節」を映画化)

アイコンの見方: 🎬映画 🎤ヒット曲 📺テレビ 🏅オリンピック ⚾野球 ⚽サッカー

西暦(年)	日本	世界	その他起こったあれこれ
1957		・歯科衛生士法公布 (英国)	🎤フランク永井『有楽町で逢いましょう』
1958			・東京タワー開業 🎬『十戒』(主演：チャールトン・ヘストン, ユル・ブリンナー. モーゼが海を真っ二つに割るシーンは圧巻) 日本公開
1959	・歯科衛生士の実態調査 ・日本歯科衛生士会会誌再刊1号発行 ・歯の衛生週間にあたり, 日本歯科衛生士会でポスターを作成		・皇太子明仁親王 (現天皇陛下) と正田美智子様ご成婚 (明治以降, 初めての民間出身の皇族で, 成婚パレードには沿道に53万人もの市民が集まり, 皇太子および同妃を熱烈に祝福)
1960	・日本歯科衛生士会でユニホームを決める		📺テレビカラー放映開始
1961	・児童福祉法の改正により3歳児健康診査始まる		🎤石原裕次郎・牧村旬子『銀座の恋の物語』 🎬『ウエスト・サイド物語』(主演：ナタリー・ウッド. 「ロミオとジュリエット」を現代化したブロードウェイ・ミュージカルを映画化)
1962	・「全国歯科衛生士教育教育協議会」発足	・歯科衛生士国家試験制度開始 (米国)	🎤童謡『おもちゃのチャチャチャ』
1963			🎤梓みちよ『こんにちは赤ちゃん』 🎤坂本 九『見上げてごらん夜の星を』 📺アニメ『鉄腕アトム』 🎬『アラビアのロレンス』(主演：ピーター・オトゥール. 砂漠の中での戦争を描いたスペクタル映画の最高傑作) 日本公開
1964		・歯科衛生士制度の開始 (スウェーデン)	・東海道新幹線開通 (10.1) 🏅東京オリンピック開催 (東洋の魔女といわれた女子バレーボールチームが金メダル獲得など活躍) ⚾読売巨人軍の王 貞治がシーズン55本塁打達成
1965	・「母子保健法」公布		🎤加山雄三『君といつまでも』 📺アニメ『オバケのQ太郎』 🎬『サウンド・オブ・ミュージック』(主演：ジュリー・アンドリュース. 美しい山の中で7人の子ども達とマリアが織りなす数々の歌は現在も愛されている)
1966	・社団法人日本歯科衛生士会創立		🎤ビートルズ初来日. 日本武道館で初のロック・コンサートが行われる (4人全員での来日はこれが最初で最後となる. 『Yesterday』など大ヒット曲を披露. スリムなパンツにミニタリーパーカーのモッズファッションも流行) 🎤マイク真木『バラが咲いた』 📺NHK朝の連続テレビ小説『おはなはん』(樫山文枝主演, 最高視聴率56.4%) 📺アニメ『魔法使いサリー』
1967			📺アニメ『パーマン』

西暦(年)	日本	世界	その他起こったあれこれ
1968		・歯科衛生士教育の開始 (スウェーデン)	🎤水前寺清子『三百六十五歩のマーチ』 📺アニメ『巨人の星』 🎬『猿の惑星』(主演：チャールトン・ヘストン．ユニークな設定と驚愕のラストシーンが有名)
1969			📺長谷川町子原作の『サザエさん』がテレビアニメ初放映 (放送年数45年以上，平均視聴率20％以上というアニメの国民的長寿番組) 📺アニメ『ひみつのアッコちゃん』 🎬『男はつらいよ』シリーズ1作目 (主演：渥美 清．1997年まで全48作＋特別編1作．テキ屋稼業を生業とするフーテンの寅さんこと車 寅次郎の成就しない恋愛模様を描く)
1970			・大阪吹田市で「日本万国博覧会 (通称：大阪万博)」開催 (シンボルは岡本太郎氏の作品『太陽の塔』) 📺アニメ『あしたのジョー』 🎤加藤登紀子『知床旅情』
1971			🎤尾崎紀世彦『また逢う日まで』 📺アニメ『天才バカボン』
1972			🏅第11回冬季オリンピック札幌大会開催 (アジア初の冬季オリンピック) ・沖縄返還 (5.15．沖縄の施政権が日本へ返還される) 🎤小柳ルミ子『瀬戸の花嫁』 📺アニメ『ど根性ガエル』 🎬『ゴッドファーザー』(主演：マーロン・ブランド，アル・パチーノ．マフィアの世界を克明に描く．テーマ曲はあまりにも有名)
1973			・第一次オイルショック 🎤かぐや姫『神田川』 📺アニメ『ドラえもん』
1974		・軍の隊員をケアするために，歯科衛生士が政府に雇用される (ニュージーランド)	📺アニメ『アルプスの少女ハイジ』
1975	・第5回国際歯科衛生士シンポジウム開催 (東京)	・歯科衛生士資格がオーストラリアで認められる	・ベトナム戦争終結 📺アニメ『まんが日本昔ばなし』 🎤子門真人『およげ！たいやきくん』大流行
1976			📺アニメ『キャンディ・キャンディ』
1977	・1歳6か月児健康診査始まる		🎬『幸福の黄色いハンカチ』(主演：倍賞千恵子，高倉 健．同年の国内の映画賞を総なめ) 🎤ピンクレディー『渚のシンドバッド』 📺アニメ『タイムボカンシリーズ ヤッターマン』
1978			📺アニメ『銀河鉄道999』

アイコンの見方：🎬映画　🎤ヒット曲　📺テレビ　🏅オリンピック　⚾野球　⚽サッカー

西暦(年)	日本	世界	その他起こったあれこれ
1979			・第二次オイルショック ジュディ・オング『魅せられて』 アニメ『機動戦士ガンダム』 アニメ『ベルサイユのばら』 『スーパーマン』(主演：クリストファー・リーヴ. 誰もが知っているスーパーヒーロー) 日本公開 『あゝ野麦峠』(主演：大竹しのぶ. 山本茂実の小説を映画化. 製糸工場で働く女工達を描く) 海援隊『贈る言葉』
1980			近藤真彦『スニーカーぶる〜す』
1981	・歯科衛生士憲章制定		寺尾 聰『ルビーの指輪』 アニメ『Dr. スランプ アラレちゃん』
1982			松田聖子『赤いスイートピー』 大川栄策『さざんかの宿』 わらべ『めだかの兄妹』 『E.T.』(主演：ディー・ウォレス. 異星人 E.T. と少年エリオットの温かい友情を描いた SF ファンタジー)
1983	・「老人保健法」公布 ・「歯科衛生士学校養成所指定規則」改正 (2 年以上の教育と教科課程の充実)		・東京ディズニーランド (千葉) 開業 NHK 朝の連続テレビ小説『おしん』(小林綾子→田中裕子→乙羽信子主演, 最高視聴率 62.9%) アニメ『キン肉マン』 『フラッシュダンス』(主演：ジェニファー・ビールス. サウンドトラックにあわせたブレイクダンス・ジャズダンスが印象的)
1984			宮崎駿による日本の漫画作品『風の谷のナウシカ』が映画化 チェッカーズ『ジュリアに傷心』 中森明菜『飾りじゃないのよ涙は』
1985			おニャン子クラブ誕生 (フジテレビ「夕やけニャンニャン」から生まれた女性アイドルグループ) ・茨城県つくば市で「国際科学技術博覧会 (通称：つくば万博)」開催 NHK 朝の連続テレビ小説『澪つくし』(沢口靖子主演, 最高視聴率 55.3%) 『アマデウス』(主演：F・マーリー・エイブラハム. モーツァルトに憎悪を抱くサリエリの生涯を名曲とともに描く) 『ビルマの竪琴』(主演：石坂浩二, 中井貴一. 竹山道雄の小説を映画化)
1986	・『歯科衛生士教本 歯科保健指導実習』発行 (歯科保健指導のためだけの実習書)		・チェルノブイリ原子力発電所大事故 (4.26) NHK 朝の連続テレビ小説『はね駒』(斉藤由貴主演, 最高視聴率 49.7%) アニメ『ドラゴンボール』 吉 幾三『雪國』
1987			『ハチ公物語』(主演：仲代達也, 八千草薫. 渋谷の駅前で主人を待ち続けた忠犬ハチの実話) 光 GENJI『ガラスの十代』

西暦(年)	日本	世界	その他起こったあれこれ
1988	・2年制教育の全国実施		・青函トンネル開通 ・消費税(3%)導入 (4.1)
1989	・新教科課程に基づく第1回歯科衛生士試験の実施 ・「歯科衛生士法の一部を改正する法律」の成立・公布 (免許権者が厚生大臣となり, 業務に「歯科保健指導」が加わる) ・"8020運動"の提唱		🎤美空ひばり逝去＆女性初の国民栄誉賞受賞 (『川の流れのように』『柔』など歌謡界を代表する歌手. 力強い歌声で戦後の日本に勇気と夢を与える. 多くの映画にも出演した) 🎤プリンセス プリンセス『Diamonds』 ・中国天安門事件 (6.4) ・ベルリンの壁崩壊 (11.10. ベルリン市民によって壁が破壊され, 東西に分断されていたドイツが統一された東欧革命を象徴する事件) 🎬『魔女の宅急便』(宮崎駿監督. 都会へ旅立った魔女の女の子の自立を描く)
1990	・診療報酬「在宅患者訪問看護・指導料」に歯科衛生士の職名入る		🎤B.B.クイーンズ『おどるポンポコリン』 🎤米米CLUB『浪漫飛行』 📺アニメ『ちびまる子ちゃん』 🎬『プリティ・ウーマン』(主演：ジュリア・ロバーツ, リチャード・ギア. 現代版シンデレラストーリー)
1991	・「財団法人 歯科医療研修振興財団」発足 (歯科衛生士名簿の引き継ぎ, 登録事務開始)		・ソ連崩壊 (12.25) 🎤CHAGE & ASUKA『SAY YES』
1992	・第1回全国統一歯科衛生士試験実施		📺NHK 朝の連続テレビ小説『おんなは度胸』(泉ピン子, 桜井幸子主演, 最高視聴率45.4%) 📺アニメ『クレヨンしんちゃん』
1993			・皇太子徳仁親王と小和田雅子様ご成婚 (ハーバード大卒のキャリアウーマンの雅子妃殿下は女性達の憧れの的となり, テレビの最高視聴率は79.9%を超える) 📺アニメ『忍たま乱太郎』 🎬『ジュラシック・パーク』(監督：スティーヴン・スピルバーグ. 現代に蘇った恐竜が制御不能となりパニックに陥るSF)
1994	・「地域保健法」公布,「保健所法」改正 ・診療報酬「訪問歯科衛生指導」「歯科衛生実地指導」に歯科衛生士の位置づけ	・軍隊以外での歯科衛生士教育が始まり, 歯科衛生士が公的機関だけでなく, 民間でも働くようになる (ニュージーランド)	🎤Mr.Children『innocent world』
1995	・「老人保健法」公布の総合健診に"歯周疾患検診"の導入	・3年制教育の開始 (韓国)	・阪神・淡路大震災 (1.17) ・地下鉄サリン事件 (3.20) 🎤DREAMS COME TRUE『LOVE LOVE LOVE』
1996		・歯科衛生士制度の開始 (デンマーク)	📺アニメ『名探偵コナン』

アイコンの見方： 🎬映画　🎤ヒット曲　📺テレビ　🏅オリンピック　⚾野球　⚽サッカー

西暦(年)	日本	世界	その他起こったあれこれ
1997	・「都道府県及び市町村における歯科保健業務指針」策定 ・「母子歯科健康診査及び保健指導に関する実施要領」策定 ・「地域保健法」全面施行 ・「介護保険法」成立	・歯科衛生士制度の開始(スイス)	・消費税5%に(4.1) NHK朝の連続テレビ小説『あぐり』(田中美里主演,最高視聴率31.5%) アニメ『金田一少年の事件簿』 『タイタニック』(主演:レオナルド・ディカプリオ,ケイト・ウィンスレット.北大西洋上で氷山に衝突し,20世紀最大の海難事故となった豪華客船タイタニック号の悲劇をラブストーリーを交えて描く)
1998			第18回冬季オリンピック長野大会(日本ジャンプ陣=日の丸飛行隊をはじめとする日本勢が活躍し合計10個のメダル獲得)
1999	・介護支援専門員(ケアマネジャー)の受験資格者に歯科衛生士の職名入る	・歯科衛生士制度の開始(ドイツ)	速水けんたろう・茂森あゆみ『だんご3兄弟』
2000	・「介護保険制度」開始(歯科医師,歯科衛生士が居宅療養管理指導の実施担当者となる) ・21世紀における国民健康づくり運動(健康日本21)開始(歯科の健康の目標値が設定される) ・「老人保健法」の"歯周疾患検診"が独立した検診に		サザンオールスターズ『TSUNAMI』 アニメ『とっとこハム太郎』 モーニング娘。『恋愛レボリューション21』
2001		・歯科衛生士制度の開始(ノルウェー)	・ユニバーサル・スタジオ・ジャパン(大阪)開業 ・アメリカ同時多発テロ事件(9.11,航空機を使用した4つの史上最大テロ事件) 『ハリー・ポッター』シリーズ(主演:ダニエル・ラドクリフ.魔法使いになるために魔法魔術学校に入学するハリー・ポッター少年の物語)
2002	・「健康増進法」制定(基本方針に歯の健康保持,保健指導等の実施担当者に歯科衛生士入る)		FIFAワールドカップ日韓大会開催(優勝はブラジル.日本はベスト16) アニメ『あたしンち』
2003	・「健康増進法」施行		SMAP『世界に一つだけの花』
2004	・4年制大学の歯科衛生士教育始まる(2015年3月現在,8大学)		・新潟中越地震(10.23)
2005	・「歯科衛生士学校養成所指定規則の一部を改正する省令」施行(3年制教育開始―5年の経過措置後に全面施行) ・「食育基本法」施行		『オペラ座の怪人』(主演:ジェラルド・バトラー,エミー・ロッサム.ミュージカル史上に燦然と輝く不朽の名作を完全映画化)日本公開
2006	・改正介護保険法施行(介護予防に「口腔機能向上サービス」の新設,実施担当者となる)		『ダ・ヴィンチコード』(主演:トム・ハンクス.世界的大ベストセラーとなったダン・ブラウンの『ダ・ヴィンチコード』を映画化) 秋川雅史『千の風になって』
2007	・厚生労働省「新健康フロンティア戦略」の分野に「歯の健康力」が位置づけられる		アニメ『のだめカンタービレ』

西暦(年)	日本	世界	その他起こったあれこれ
2008	・特定健診・特定保健指導の「食生活改善指導」担当者研修受講者資格者に歯科衛生士が入り,「食生活改善指導」実施担当者となる		
2009	・「歯科衛生士法」第3条改正(歯科衛生士試験に国家を冠し「歯科衛生士国家試験」となる) ・介護保険制度改定「口腔機能維持管理加算」算定における施設入所者の口腔ケアマネジメント計画の作成および介護職員に対する指導・助言者の位置づけ ・厚生労働省「歯科保健と食育のあり方に関する検討会」報告書(噛ミング30の提唱)		🎵King of Pop, マイケル・ジャクソン死去・50歳 (Billie Jean や Thriller など数多くの大ヒット曲を歌唱力抜群のダンスで世界中を魅了. ムーンウォークを得意とし, "人類史上最も成功したエンタテイナー"と称される)
2010	・「歯科衛生士法施行規則」一部改正(国家試験科目の改正,平成23年4月1日施行) ・「第1回日本歯科衛生教育学会」学術大会開催		📺NHK 朝の連続テレビ小説『ゲゲゲの女房』(松下奈緒主演,最高視聴率23.6%)
2011	・「歯科口腔保健の推進に関する法律」制定・公布		・東日本大震災 (3.11)
2012			・東京スカイツリー開業 🎵AKB48『真夏の Sounds good !』
2013			📺NHK 朝の連続テレビ小説『あまちゃん』(能年玲奈主演,最高視聴率27%)
2014	・「地域における医療及び介護の総合的な確保を推進するための関係法律の整備等に関する法律」において,歯科衛生士法第2条1項の「歯科医師の直接の指導の下に…」という条文から「直接の」が外れる		・消費税8%に (4.1) ・御嶽山噴火 (9.27)

アイコンの見方: 🎬映画 🎵ヒット曲 📺テレビ 🏅オリンピック ⚾野球 ⚽サッカー

(2) 少子高齢社会

　男女平等の高等教育社会の定着や女性の社会進出および活躍,社会保障制度の変革など,時代の変化とともに,わが国の年齢構成も変化してきました.総人口に占める15歳未満の人口は約10%です.

　また,1950(昭和25)年からの高齢者の人口の推移をみると,65歳以上,70歳以上,75歳以上,80歳以上と年齢階級が上がるにつれ,人口増加の割合が高くなっています.日本人の総人口は減少しているにもかかわらず,高齢者の人口が増加しており,今後も高齢化率が高まることが予想されています.

　全ての人とかかわる歯科衛生士ですが,高齢者とかかわることが多くなるのは当然のことでしょう.また,核家族の家庭が増え,高齢者と一緒に暮らした経験をもっている歯科衛生

士は少ないのではないでしょうか．高齢者と上手にコミュニケーションをとるコツは，高齢者がどのような人かを知ることです．

2）高齢者を知る
（1）高齢者のからだと心の変化
　クライエントの生まれ育った時代や地域の特徴をつかむことが大切なように，その身体的な特徴を知っておくことは，高齢者の支援には欠かせない基礎情報です．あなた自身でさえ，高校生のときと比べて体力や記憶力が衰えた，あるいは肌が衰えたと感じることもあるはずです．

　手や足などの運動能力の衰え，目や耳などの感覚機能の衰え，そして，持久力など体力の衰えがあげられます．ここで，**衰え**という言葉を使いましたが，高齢者のこうした力のレベルが単にすべて**低い**とはいいきれません．80歳を越えても耳はよく聞こえ，新聞もメガネを使わずに読むことができる高齢者もいます．ただ，一般的に若いころに比べてそうした力が弱く，融通がきかなくなってきています．

　歯ブラシを使う手先の器用さも，若いころとは違ってきます．歯の汚れを見分ける視力も衰えがちです．本人は十分行っている，できているつもりであっても，若いときほどではないことを知っています．このことを理解することが大切です．

（2）高齢者の強みを知る
　個人差はみられますが，高齢者も向上心や工夫する知恵をもっています．さまざまな力の程度を評価し，判断し，その力に見合った適切な方法を提供することは，医療職としての専門家である歯科衛生士にしかできないことです．

　①記憶力は低下しても統合力は高い

　加齢に伴い，記憶力の量的・質的変化があります．新しいことを覚えるのが難しく，とくに最近覚えたことを思い出すのが困難になるといわれています．しかし，自分自身の豊富な経験を生かし，見たこと，聞いたことをさまざまな視点から結び合わせ，若い世代には想像もできないようなことを考える力が優れています．これが高齢者の英知，統合力といわれるものです．

　②人生を明るく生きる知恵をもっている

　高齢者はその人生の多くの体験を通して，真理，善いもの，美しいもの（真・善・美）に対して若者より深い理解をもつといわれています．同時に，一人の人間，個人という存在がいかに小さなものであるかも理解しています．だからこそ，小さなことにこだわらずに，自分自身を客観的にみつめ，笑い飛ばすユーモアも得意です．物事を明らかにする**明らめ（あきらめ）**が語源とされる**諦め**ができるのです．自分自身の弱さを逆手にとって，人生を明るく生きる知恵をもっているのです．自分を笑い飛ばせることは，人間として成熟の一つの現れだともいわれています．

　人生を明るく生きる知恵をもっているのは，高齢者だけではなく，障がいや病気をもって

いる人にも同じことがいえるでしょう．

3）かかわり方のポイント
(1) 感情のコントロール

　人には，感情という心の働きがあります．皆さんも人に出会って嬉しくなったり，困難にぶつかって辛さや苦しさを感じたりすることがあるでしょう．医療職としての専門家である歯科衛生士も自分のなかに起こってくるこのような感情を冷静にみつめ，自分のおかれている状態を理解し，感情にむやみに流されないようすること（感情のコントロール）が，実はとても大切なのです．

　高齢者や障害や病気をもった人への効果的な指導や支援方法について，理性的に考えなければならないときに，わけもわからずにイライラしたり，心が高ぶったりすることはありませんか．無意識に心のなかにわいてくる自分の感情に巻き込まれてそのようなことが起こってきたりするのです．

　このような状態では，落ち着いて仕事を進めたり，考えを巡らせたりすることは難しくなります．それには感情の意識化と対処（感情のコントロールといってもよいでしょう）が必要です．

　支援の過程で最も難しい場面は，歯科衛生士が知らず知らずに相手との関係で起こってくる感情におぼれたり，過去の出来事から思い出される感情に翻弄されたりしてしまう場合です．相手との関係だけではなく，自分の両親とのいざこざを思い出してしまったり，相手を自分の身内に重ねて考えてしまったり，さまざまな感情が起こることも少なくありません．

　そのようなときには，穏やかな気持ちで活動を続けることができるかどう考えてみて下さい．そして，自分自身のなかに起こっている感情を言葉に表す努力をしてみてください．「今，私はイライラしているな．このままでは専門的な理性的な判断は難しいな．では，今自分の感じている感情はどんなものなのか，なぜ起こっているのか？」などという具合にです．そうすることで少し落ち着くことができるはずです．なぜなら，その時点で，自分の感情から抜け出て，自分を客観的に眺めているからです．自分の今の感情の原因が明らかになれば，医療職としての専門家である歯科衛生士として行わなければいけないことも落ち着いてみえてくるでしょう．もし，原因がわからなかったとしても，今の自分の心のなかに流れている感情を喜怒哀楽のどの方向に向いているものなのか，言葉で自分自身に言い聞かせられれば，外から自分を眺めていることになり，理性的な頭脳プレイをする歯科衛生士としての仕事は，的確に進められるはずです．

(2) できること・できないことを勇気をもって判断する

　それでも，ときには相手によってどうしても**相性が悪い**という関係も生じるでしょう．そのような場合は，勇気をもってクライエントの指導や支援をほかの人に依頼することが必要です．本人と家族には，「自分より適した人がおりますので，その方と交代したい」旨をきちんと伝え，引き継いでもらいましょう．決して無理をしないことです．人にはできること

と，できないことがあるのはあたりまえです．きちんと考えたうえで，このように決断することは，あなた自身のためでもあり，相手のためでもあります．自分を大切にすることができてはじめて，相手をも大切にすることができることを忘れないことです．

(3) 周りの人との関係づくり

もう一つ重要なことは，高齢者や障がいをもった人を直接支える家族や施設の職員などとの関係づくりです．家族やほかの人からの支援が欠かせない人であっても，歯科衛生士であるあなたを必要としているのは，そのクライエント本人であることを忘れてはいけません．できるだけ本人と直接コミュニケーションをとる努力をすべきです．

家族や施設の職員の方針のままに動くほうが話は早く通じるし，簡単かもしれませんが，それぞれのクライエントに応じた独自の方法の手を抜いてはいけません．本人の意思を尊重しているかどうかは，本人への行動を通してはじめて相手へ伝わるものだからです．

「あなたの支援を求めて待つ人（クライエント）は誰か」をいつも問い続けて下さい．こうした働きかけを繰り返すことで，クライエント自身も自分が大切にされている，自分から希望を出してよいのだと感じることができます．このことがあなたからの指導や支援を素直に受け入れられることにつながっていきます．

ただし，家族や施設の職員もクライエントを大切に思い，支えていることも忘れないでください．

また，家族や施設の職員の方ができること，してよいこと，そして専門家の歯科衛生士でなくてはできないこととの区別を理解してもらうことも大切になります．さらに，歯科衛生士にはできないことをはっきりさせていくことも必要です．それらについては，歯科医師や医師，看護師，保健師，管理栄養士などほかの職種の支援を要請することになります．

このように考えてくると，家族や施設の職員との関係だけではなく，多職種との関係が大切なことがよくわかると思います．歯科衛生士としての専門的な技術や知識は当然のことですが，一人の人としての言葉遣いや立ち居振る舞い，態度などは，ほかの人からの評価の対象になりやすいものです．したがって，約束を守ることや敬語の使い方などにも配慮できる社会人として信頼される一人の成熟した人としての歯科衛生士でありたいものです．

4. 倫理と服務規律

1) 人間の関係学――倫理

倫理という文字が新聞に出ない日はないくらい，最近は倫理が注目されています．倫理とは，「人倫のみち，実際道徳の規範となる原理」[1]，そして人倫とは，「人と人との秩序関係．君臣・父子・夫婦など，上下・長幼などの秩序．転じて，人として守るべき道．人としての道[2]」とのことです．

[1, 2]／『広辞苑』(第五版) より

道徳については，「人の踏み行うべき道．ある社会で，その成員の社会に対する，あるいは，成員相互間の行為の善悪を判断する基準として，一般に承認されている規範の総体．法律のような外面的強制力を伴うものではなく，個人の内面的な原理[*3]」としています．
　和辻哲郎は，**倫理学を人間の間柄の学**[*4]と説明しています．現在はさらに，人間と人間の関係のみならず，人間と自然あるいは物との関係も考えなければならないとエコ・エティカ[*4]という考え方も提唱されはじめています．
　また，倫理は人と人との関係の学であることから，コミュニケーションにつきると主張する人もいます．一人の人格，個性をもった人が，ほかの人格，個性をもつ人とかかわり合って生きていく，これが人間です．よかれと考えて行動したことが，互いの感情が行き違い，ほかの人に害を及ぼしてしまうことも少なくありません．こうした現実を生きていく人間同士が互いを尊重し，よりよく生きていくことについて注意深く厳密に考えることが，倫理学といってもさしつかえないでしょう．
　倫理とは，一人ひとりが心のなかにもち，自分自身とほかの人を尊重するためのルール，道徳の基礎ということもできるでしょう．

2) 専門家として行うべきこと，行ってはならないこと——服務規律

　歯科衛生士も同じですが，職業をもつ人は，社会の全ての人にあてはまる道徳を基本に，そのうえで職業上の義務などに関する規則，すなわち服務規律を守らなければなりません．服務規律とは，その職業につく人が**行うべきこと**と**行ってはならないこと**についての約束事です．
　歯科衛生士の服務規律は，歯科衛生士法を基本として定められています．歯科衛生士が，職務上知り得た人の秘密を漏らしてはならないなどは，その職業に特徴的な規則，職業倫理といえます．
　「国家公務員倫理規定」というものがあります．これが制定されたきっかけには，公務員のたび重なる汚職や買収が背景にありました．汚職や買収は**人の道**という高邁(こうまい)な倫理にてらすまでもなく，許認可を仕事とする公務員にとって当然の服務上の規定で管理されるものであるはずです．
　専門家として行うべきこと，また行ってはならないことは，当然，人として行うべきこと，行ってはならないことに深いかかわりがあることを覚えておく必要があります．
　第二次世界大戦中のナチスのユダヤ人大量虐殺は，考えもなしに上官の命令に従う多くの人々によって行われたものです．日本での地下鉄サリン事件も，**人間の道とはなにか**についてまったく考えたことがないのではないかと疑いたくなるような医師や理系のエリートたちによって引き起こされました．

---

*3／和辻哲郎は『人間学としての倫理学』のなかでこのように説明している．
*4／今道友信が『生圏倫理学』のなかで提唱している．

服務上の約束も，人の道に対する深い配慮が欠けていてはいけません．クライエントに「よいものはよいのだ」といわんばかりに，なかば強制的にブラッシング指導をしたり，家族などの周りの人が大きな負担に感じるような指導をしたりすることは，業務としてあげられていても**行ってはならないこと**にあたります．

3）倫理の原則

倫理の原則は，4つあるとされています．

(1) 相手の自律を尊重すること（自律尊重）

(2) 相手に危害を与えないこと（無危害）

(3) 人に利益をもたらすこと（仁恵）

(4) 正しいことを行うこと（正義）

この4つの原則から，医療従事者は，個人のプライバシーを守るためにその秘密を守ることが義務となっています．

このように，歯科衛生士が行うべきこと，行ってはならないことは，人の道である**倫理**，さらに服務上の**規律**の2つの面から検討されていることを十分に理解しておきましょう．

4）現場でわからないことが生じたとき

このように考えると，歯科衛生士として現場でわからないことが生じたときにどうすべきかがはっきりしてきます．人としての道，倫理という大きく幅の広い考え方に立って，まずなすべきことは，上述の4つの原則を重視してコミュニケーションをとることです．こちらがよかれと勝手に決めつけて何かをするより，迷ったときは，まず相手の思いをきちんと聞き，こちらの考えを伝えてから行動することが大事です．

患者さんにどのような方法をとったらよいかわからない，あるいはその患者さんの希望していることがよくつかめないなど，患者さんのことを考えれば考えるほどわからないことが多くなってくるときがあるかもしれません．そのときには，「自分のできることをやるっきゃない」ではなく，患者さんの自立性を重んじるためにも，次のような方法でまずコミュニケーションをとることです．

(1) その患者さんはどのようなことを考えているのか

(2) なにを望んでいるのか

をまず知ることです．そのうえで，患者さんが一人の自立した人間として，

(3) どのようなことを必要としているのか

(4) また，そのことが患者さんに危害を与えるようなことにはならないのか

(5) あるいは，なにが患者さんの幸福に貢献することになるのか

を考えてみることです．

いいかえれば，歯科衛生士の行為が，

(6) その患者さんにどの程度の利益を与えるのか

(7) 同時にどの程度の損害を与えるのか

人の健康という広い視点からその両者のバランスを考えることが大切になります．また，それを患者さんが自由に選べるように支援することも大切です．

　そして，「各人に，各人の当然与えられるべきものを与える」という考えに立って，患者さんに当然与えられるべきものが与えられるように努力をすることが必要です．たとえば，足の不自由な人には，まず車椅子で出入りできるように歯科医院にスロープをつけるとか，寝たきりの人にも在宅で予防ができるようなシステムを考えるとか，いろいろな方法があります．障がいをもった人に，こうした配慮をすることを**合理的配慮**といい，こうした合理的配慮が専門家の義務とされる時代に入りました．

　このように考えてくると，一人の歯科衛生士ではできないことがたくさんあることがわかります．歯科衛生士も診療室で患者さんが来るのを待つだけの態勢ではなく，積極的に外へ出て社会活動をする時代になりました．それが歯科衛生士の活動の範囲をさらに広げ，患者さんの幸福を実現することにもつながります．歯科衛生士が，さらにやりがいのある医療職だとますます思えるようになることでしょう．

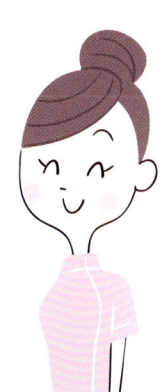

2章 コミュニケーションとは

本章のポイント

- コミュニケーションはスキルだけでできるものではありません．
- コミュニケーションをとりあうのは，この地球上にたった一人しかいない独自の存在，独自の人格をもった人間同士です．
- 医療現場の人間関係には，医学の専門家とそのサービスを受ける患者さんという関係があります．それ以上に医療活動に影響を与えるのは，人格をもつ対等な人間同士というかかわりです．
- コミュニケーションは治療のための医療従事者による情報収集のためばかりではなく，一人の人間が自分自身の病気や問題に気づき，自分らしい生き方，自己実現という成長に向かっていくために欠かせない働きをもっています．
- コミュニケーションには，話し手が話したいことをメッセージにつくりあげ，聞き手に送り，聞き手はそのメッセージを自分なりに解釈して，話し手の言いたいことを理解する流れがあります．メッセージの内容や理解（読み解き）には，話し手と聞き手それぞれの暗号表が参考書として活躍します．
- メッセージは，それぞれの暗号表をもとにつくられているので，相手の本当に伝えたいことをそのまま理解するには，相手に自分が理解できた内容を改めて言葉にして了解を得る必要があります．それを**確かめ**といいます．
- 具体的な確かめの行為をとることで，聞き手が話した相手を主人公として尊重していることが伝わります．
- これからは人から癒してもらうという姿勢より，自らの健やかな生き方を勇気をもって選ぶという姿勢が必要です．

医療，教育，保健などの活動は，人と人のかかわりのなかで行われます．その人間関係には，コミュニケーションが欠かせません．こうした活動の効果を上げるには，コミュニケーションの働きを理解しておくことが重要です．

　歯科衛生士の活動でも効果的な保健指導や健康教育を行う際にコミュニケーションがとても大切になります．そうした活動の最終目標は，人が健康で幸せになるためのものです．そのときに忘れてはならないことは，コミュニケーションが，人間一人ひとりが成長し，自分らしく生きていくためにとても大切なものだということです．

1. スキルだけではうまくなれない

　効果的なコミュニケーションと聞くと，わかりやすい話し方と考えるかもしれません．わかりやすい言葉を使う，わかりやすい話をする，聞きとりやすい発音をする，ゆっくりと話すなどです．

　こうした話し方の**スキル**（技術・技法）とは，多くの人間のコミュニケーションを観察し分析して，平均的で一般的なやり方を整理したものです．100人中95人が理解できる話し方として役立つものです．それをスキルといい，ある理論や実験から生まれた技術や技法です．

　ですから，こうしたスキルが，互いに理解しあうときに必ず役立つかといえば，100人中5人にはうまくいかない場合があるということで，誰にでも必ず有効だとは限らないわけです．

　ある人は，多くの人がよいと考えるハキハキとしたいいまわしに冷たさを感じることもあるでしょう．あるいはていねいな言葉づかいにばかにされたと感じる人もいるでしょう．目の前にいる人と意味のあるコミュニケーションをとらなければならないとしたら，スキルだけに頼っていては，目の前の人をがっかりさせてしまうこともあるのです．

　もちろん100人中95人が満足すればそれでよい，という考えもあります．けれども，皆さんの前に来てくださる患者さん一人ひとりがかけがえのない人ならば，このスキルだけに頼って失敗をするわけにはいかないでしょう．

　コミュニケーションの働きには，一方的に情報を流すこと（**情報伝達**）も含まれます．

　しかし，ここで学ぼうとしているコミュニケーションは，単に情報を得ることではありません．新聞記者のように聞き手が主導して一方的な取材をするわけではないのです．ここで学ぼうとしているのは，人の成長に深くかかわるために必要なコミュニケーションです．互いにありのままを知ろうとする，互いの情報を**共有する**活動としてのコミュニケーションです．人はこれまで生きてきた歴史や文化を背負い，それぞれの思いをもっています．それこそ千差万別の思いです．100人，いえ，地球上に何人の人がいようとも，そのなかの私はほかのだれでもない，たった一人のかけがえのない人間という考えを基本としています．95人はもちろんですが，たった一人だって悲しませてはいけない，そんな大切な人として人を

みつめるコミュニケーションです．

「私が両手をひろげてもお空はちっとも飛べないが　飛べる小鳥は私のように地面を速く走れない　みんなちがって　みんないい」（金子みすず『私と小鳥と鈴』より）ではありませんが，さまざまな生まれ方，生き方をしてきた一人ひとりの人間にとって，100人中95人をまとめてよいという場面は，身体のような物質としての性質に注目した場合だけでしょう．心の働き方になれば，100人中95人が一緒などということは，まずありえません．みんな違う人です．病気という，できるならば経験したくない不都合を抱えて専門家のもとを訪れた患者さんが，これから新しい人生を始められるように支援すること，いいかえれば，新しい世界を生きる，人としての成長を実現してもらえるように支援することが，医療従事者の務めではないでしょうか．

このように複雑な面をもつ人間の特徴を知らないままに，一般的なコミュニケーションのスキルだけに頼っていては，「あの歯科衛生士さんに話してよかった」ということにはならないでしょう．

2. 人間について

コミュニケーションをとりあう人間は，この地球上にたった一人しかいない，ほかの人とは異なる独自な存在同士なのです．このような考え方ができるのは，**人格**という概念（考え方）を人間存在の基礎においているからです．

「この世にたった一人の人間」という意味は，人格をもち，互いに独立した独自の存在，かけがえのない存在であるという意味です．この人格という考え方は，古今東西の哲学者や思想家などが長い時間をかけて整理してきたものです．人格は英語ではPerson，その昔，役者がある役割を表現するためにつけた仮面（ペルソナ）と語源が同じです．

人格には次のような特徴があるとされます．
① 私という人格はほかのだれにも成り代われない存在である（自己尊重，かけがえのないたった一人の自分）
② 私は自分自身の問題に気づくことができる（自己認識・自己探求・自己発見）
③ 気づいた自分を受け入れて，新しく生きていくための方法を選択したり，決定したりすることができる（自己選択・自己決定）
④ その方法を自分から実行し，その結果については自分が責任をとることを知っている（自己実現・自己責任）．そして，この道のり（プロセス）こそが，人間の成長である．
⑤ こうした人格をもつ人間の成長は，自分とほかの人が信頼関係で結ばれた**人格的相互関係**のなかでしか起きない．

そのような人格をもつ人間同士が，コミュニケーションをとるときにどのようなことが起きているのでしょうか．

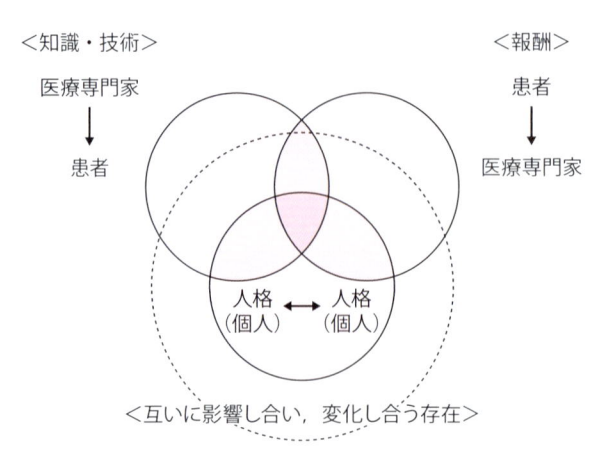

図 2-1　医療の現場における人間関係

3. 医療の現場における3つの人間関係

　コミュニケーションが展開される人間関係，ここでは医療の現場における人間関係について考えてみます．

1）第一の人間関係

　医療の現場で実際に展開されるコミュニケーションを，歯科衛生士と患者さんの人間関係という視点から考えてみます（図2-1）．

　まず，「歯科医学」，「歯科保健学」などの**学問**に目を向けた関係があります．歯科衛生士は専門の理論や知識を学び，技術を習得しています．治療や予防を希望して来院する患者さんに，歯科保健の専門家としての知識や技術など有形・無形のサービスを提供します．この関係は，専門家と素人である患者さんとの関係です．医学の祖といわれるヒポクラテスの「患者には知らしむべからず，由らしむべし」という言葉があるように，歯科衛生士が知識や技術を提供し，患者さんはその指導内容や治療方針を受けるという医療従事者が優位に立つ上下関係です．これを**第一の人間関係**とします．

2）第二の人間関係

　一方，歯科医療を**商業**として考えると，別の人間関係がみえてきます．医療従事者側は，サービスを受けた患者さんから報酬を受け取ります．いわゆる「お客様は神様です」というこの関係は，顧客確保に重要な経営面が重視される**歯科という業（なりわい）**の領域で，患者さんは報酬を支払ってくれる客として優位に立つ上下関係です．これをここでは**第二の人間関係**とします．

　上の2つの関係は，歯科衛生士と患者さんの関係です．歯科衛生士という役割をもつ人も，患者さんという役割をもつ人も，この世には大勢います．国家資格をもつ歯科衛生士であれ

ば，必ず患者さんに知識や技術を提供できなければなりません．患者さんは社会学的な役割として，治療・予防処置を理解し，医療従事者と協力して病気を治そうとしなければなりません．さらにサービスを受けたのち，報酬も支払わなければなりません．この2つの関係は，それぞれ**役割**に注目した人間関係です．

2）第三の人間関係

しかし，実際の歯科医療の現場では，"白田さん"という個人の歯科衛生士と，"中村さん"という個人の患者さんが出会います．この名前で呼びあう関係は，一人の人と一人の人の**個人としての出会い**といえます．2人のうち，どちらかが「上」で，どちらかが「下」という関係ではありません．互いに人としてそれぞれ，かけがえのない対等な存在です．対等な人であると確信できれば，信頼関係，人格的相互関係が結ばれる基本ができます．

人は互いに顔を合わせるとなにかを感じます．さらに言葉を交わすことで影響し合い，それぞれの考えや感情が変化します．役割とは離れての対等な関係です．この関係は，最初の2つの関係とは異なり，それぞれが個性をもつ人同士という**第三の人間関係**です．「医は仁術」という言葉にもある，2人の関係という語源をもつ**仁**に象徴される関係，信頼関係の生まれるところです．

この関係では，2人とも，人格をもつ一人の人として生きています．相手の一言で不安になったり，安心したりします．診療室に入ったときには不安を感じていた患者さんも，歯科医師や歯科衛生士に自分の困っている状況をていねいに聞いてもらえると，歯科医療従事者を信頼できるようになり，自分の将来に対して希望が湧いて，「痛くて怖い」と思っていた歯科治療も勇気をもって受ける決心ができるようにもなります．面倒くさいと思っていた歯磨きも，自分が前から気にしていた人間関係に深くかかわる口臭を防ぐことができるとか，将来自分の歯で大好きなフランスパンが食べられるなどと期待できれば，自ら進んで歯磨きを実践しようと思うようになるでしょう．こうした患者さんの思いや価値観などを十分に共有できる関係をうまくつくることがとても大切なのです．

「私の言いたいこと（話の内容）」と「私が今，話しながら感じている気持ち（感情）」を互いにスムーズに理解しあえるようになると，話し手である患者さんも聞き手である医療従事者も，互いに緊張が解け，落ち着き，互いの価値観を理解しあいます．それだけではなく，この機会が自分を，あるいは自分の問題をさらに知るきっかけにすることになるのです．「自分のことを考えよう」と思っても，なかなかあらためて考えることはできないものです．なにか困ったこと，苦しいこと，解決しなければならないことが起きてはじめて人は「自分はどうしたいのか，なにを得ようとしているのか」などを考えるわけです．

病になったとき，あるいは不都合を抱えたときこそ，自分のあり方や生き方，将来，人生の意味について考えるよいチャンスなのです．病気になることは決して悪いことばかりではありません．それを解決しようと，自分の生き方を改めて考える機会でもあります．こうしたことは，なにも病気に限ったことではありません．人は日々選択し続けて生きています．

ただ，習慣というか，命に別状がないと油断しているというか，とくに困ったことがない限り，そんなに真剣に考えることがないというだけのことです．1分1秒ごとに，右を選ぶか左を選ぶかというように，考えて決断し続けているのですが，意識していないだけなのです．医療の現場は，よいコミュニケーションが交わされれば，人として成長するきっかけになる素晴らしい場でもあるのです．

4. 医療の現場で大事な人間関係

　実際の歯科医療は，前述した3つの人間関係が重なって展開されます．歯科衛生士の専門的な能力と，患者さんの**やる気**は，第三の人間関係のなかで，互いの考え方や価値観が共有しあえたときに生まれ，保健指導や健康教育の効果が上がる基本となります．とくに患者自身の健康への決意が欠かせない保健指導などでは，対等な人間同士としての関係のなかで患者さんの価値観や信条などがきちんと歯科衛生士に理解されたと感じられるようにならないと信頼が生まれず指導はうまく進みません．患者さんが医療従事者の方針や提案を自分に必要だ，今後の生き方に役立つと確信できれば，自分から積極的に行動しやすくなります．これはコミュニケーション・スキルだけでは実現できない，成長につながる，意味のあるコミュニケーションです．

　図2-1 (p.34)に示したそれぞれの円の大きさは，実際の歯科医療の種類によって変化します．症状や場面によってもそれぞれの関係の重要性が変わります．患者さんが急性の歯の痛みで苦しんでいるときは，第一の人間関係が大切でしょう．患者さんが美容上の治療・予防などを望む場合は，第二の人間関係が大きくクローズアップされるかもしれません．

　また，診療室から離れて在宅ケアなどにかかわる福祉関連の現場での仕事では，人間関係は，診療室よりも指示系統がより複雑になっています．歯科衛生士の業務内容を理解していない職種との協働への対応次第で，仕事がやりやすくもやりにくくもなります．まさに第三の人間関係が大切になります．人と人のかかわりは，互いに理解しあうことが基本です．その基本をよく理解して行動することが大切です．

1) 効果的な保健指導の鍵となるコミュニケーション力

　歯科衛生士と患者さんの間で提供される手技や知識は重要ですが，第三の人間関係である**個人と個人の関係**のなかで，患者さんの本当の問題を発見し，共有していなければ，的確な予防や治療はできません．この関係のなかで交わされるコミュニケーションによって，人は不安になったり，嬉しくなったり，緊張したり，リラックスしたりとダイナミックに変化します．患者さんにその気になってもらうこと（動機づけ）が必要な指導や教育では，この対等なかかわりを通して，その人の考え，感情，希望（人の心の働きのこの3つを知・情・意といいます）などをきちんと理解し，問題として整理し，それを相手に確かめることが効果的な保健指導の基本となることを忘れないでください．

　さて，第一の人間関係は，歯科医学などの専門知識を学び続けることで充実させることが

できます．第二の人間関係も，経営学などからの知識で学ぶことができます．けれども，第三の人間関係は，一般的な歯科の技術や方法，知識では獲得できません．この関係をつくる力は，医療従事者（患者さんも）が，普段から，社会に生きる人間として，知・情・意をもっている**自分を知る努力**をしなければなりません．そうしたものを振り返ることを内省（Reflection）といいます．日ごろから，**私**と同じように独自の考えや感情，希望をもつ，でも私とは異なる存在である**相手**を，批判や評価なしに，また安易に同調したり同情したりせずに，**そのまま・あるがまま**理解しようとする姿勢はこうした心がけから生まれます．

2）自分自身を磨くことを忘れずに

最近では，「賢い患者になろう」を合い言葉に，患者塾を開催するNPO法人COML*のような市民団体の活躍が盛んです．歯科衛生士も，専門知識や技術，経営方法の習得のみならず，自分自身をも含めた多くの人の生き方や考え方を知るための積極的な努力や工夫をしてください．さまざまな人の生き方が示されている文学にも親しみ，映画や芝居を鑑賞することなど，自分を磨くことが大切です．いわば人生のシミュレーションです．楽しみながら人を理解するこうした機会を大いに活用してください．なにより，普段の人間関係を大切に，ていねいに人とかかわる姿勢をもつようにしましょう．

5. コミュニケーションの役割

コミュニケーションは治療のための医療従事者による情報収集ばかりではなく，患者さんが一人の人として自分自身の病気や問題に気づき，自分らしい生き方，自己実現という成長に向かっていくための大切な働きをもっています．

1）コミュニケーションの流れ

歯科衛生士と患者さんがコミュニケーションをとることで，次のような一連の流れをつくりだすことができます．

(1) コミュニケーションをとる歯科衛生士と患者さんが互いの考えや感情，希望などを理解し，互いの情報を共有できるようになります　→　**その人の理解，話された内容の理解，話す人が感じている感情の理解**

(2) 互いに共有できたと思えると，「わかってもらえた」と感じ，人は落ち着くことが経験的に知られています　→　**感情の安定（安心）**

(3) 人は落ち着くと，普段は受け入れたくない自分のいやな状況や問題さえも冷静に受け入れることができるようになります．たとえば，歯磨きができない場合，「なぜ自分がやりたくないか」，「なぜ，できないか」，「どういう意味があれば歯磨きをやってもよいと思えるのか」などをはっきりさせることができます　→　**自己（問題）発**

---

*ささえあい医療人権センターCOML（コムル）：『患者白書』や『医者にかかる十か条』の書籍を参照して下さい．

見と自己（問題）受容
- (4) ここでは歯科衛生士の力を借りながら，その解決方法を探し，そのなかから，ある方法を選ぶ勇気をもつことができるようになります　→　**自己選択と自己決定**
- (5) その結果として，これまでの考え方や行動（保健行動）をよりよいものに変えることができます　→　**自己実現**

なりたい自分になっていくこのプロセスは，人の成長そのものです．コミュニケーションなくして，人は成長できないということです．

2) 自己実現と動機づけ

それぞれの人がもつ力を，互いに十分に利用しあうためにはコミュニケーションが必要です．人は一人ではたいしたことはできませんが，ほかの人から自分の抱える問題の解決方法を教わることで，自分の望むことを実現（自己実現）できるようになるものです．また，コミュニケーションをとることで，感情は落ち着き，それに続く行動や考え方にも変化が起き，行動を変える決心（動機づけ）もできるようにもなります．

コミュニケーションで相手の行動を変えることができると聞くと，相手を思い通りに動かす（操作する）ことと考えるかもしれません．単純に相手を誉めたり，叱ったりするかもしれません．けれども，誉めたり，叱ったり，あるいは誰にでも通用するようなおざなりの決まり文句では，保健指導や健康教育の効果は上がるものではありません．歯を磨くことが大事だということや歯ブラシの新しい使い方を知っても，行動は変わらないでしょう．**考える（知）**だけでは意志，やる気は生まれてきません．

歯科衛生士が教えた方法を患者さんが理解しただけでは，患者さんが自分の問題を発見したことにはならないのです．大切なことは，いまの自分（の状態）をはっきりと自覚してもらうことです．患者さんが抱えている問題は患者さんのこれまでの考え方や習慣，価値観などと深く結びついています．こうした問題は患者さん自身のなかにあるのですから，自分を理解し，その自分を受け入れてもらうことが重要です．

3) 行動変容

行動変容[*]とは，これまでの行動を止めて新しい行動を起こすことです．こうした行動変容は，自分自身（の現在の状態）を理解し，その自分を受け入れ（自己受容），そこで問題をみつけ（問題発見），さまざまな解決方法のなかからある解決策を選び（自己選択），決断（自己決断）していく一連の流れから生まれます．新しい行動の誕生までの一連の流れ（プロセス）は，自分がなりたい自分になる**自己実現**のプロセスです．

---

[*]**行動変容**：人がものを考えたり，感じたり，希望することをまとめて "知・情・意" といいます．こうしたものは心の働きで "内的行動" とよびます．それに対して，歯磨きなど，目に見える行動は "外的行動" とよびます．こうした内的行動や外的行動に変化が起きることを "行動変容" といいます．コミュニケーションの役割は互いの情報を共有し，こうした行動変容が起きることを目指すことといえます．

4）患者さんに落ち着いてもらうコミュニケーション

　患者さんが**自分で自分に納得（自己受容）できる**コミュニケーションを展開できるようになることが保健指導や予防活動には大切です．自分ができないこと，やりたくないことなど問題とよばれるものに気づくのは辛いことです．しかし，その辛さや苦しさなどの感情も誰かにそのままわかってもらうと，心が落ち着き，辛さや焦りも和らぎ，自分の問題を素直に受け入れられるようになるといわれています．

　まず，患者さんが落ち着くことのできるコミュニケーションこそが，支援活動の基礎です．そのうえで，はじめて歯科衛生士の専門的な知識と技術による歯科保健指導が成り立ちます．そのときに備えて，歯科衛生士として求められるあらゆる能力を高めておくことはいうまでもありません．

　こうした効果的なコミュニケーションを展開するためにも，コミュニケーションの成り立ち方について理解しておくことは大切です．

6. コミュニケーションの成分（話し手・聞き手・メッセージと暗号表）

　コミュニケーションには，まず，**話し手（発信人）**，**聞き手（受信人）**と，その間を行き交う**メッセージ**があります．これがコミュニケーションの3つの成分です（**図2-2, p.51参照**）．

　人（話し手）は，なにか伝えたいこと（情報，話の内容と今の自分の気持ち，感情など）を紙に書いたり，言葉で話したり，表情にみせながら相手（聞き手）に送ります．これがメッセージです．このメッセージが送られ，無事に相手に届けば（受け取ってもらえれば），聞き手はその意味を理解しようとするでしょう．このメッセージの話し手から聞き手に伝わる通り道のどこかが切れていれば，コミュニケーションは失敗に終わります．

　コミュニケーションは，話し手が伝えたいことをメッセージとしてつくり上げ，聞き手に送り，聞き手はそのメッセージを自分なりに読み解いて，話し手の言いたいことを理解するという流れです．メッセージの内容や読み解き（理解）には，話し手と聞き手がもっている暗号表が参考書として使われます．

1）メッセージ

(1) メッセージは口，目，耳，鼻そして指先から

　メッセージとは，人が話す言葉，紙に書かれた文字，目に見える表情やしぐさ，耳に聞こえる声の高さや調子をさします．ときには，指の動き，香水の香りも，ある意味をもつ情報を伝えるという点でメッセージということができます．歯科医院の消毒薬のにおいやエンジンの音などもメッセージということができます．

(2) 話の内容と感情

　メッセージは，その内容から**一般的な情報**と，**私についての情報**に分けることができます．「富士山は日本一高い山である」というのは，一般的な情報です．「私の歯は黒くて悩んでいます（考えや悩み）」，「私の歯は汚れていて，人に会うのが恥ずかしい（日ごろ感じる

感情)」とか,「私の話を聞いてくれないこの歯科衛生士に腹が立ってきた (今, ここで感じている感情)」や「私は自分の歯で食事を楽しみたい (希望)」などは**私**を表すメッセージです.

さらに**私**を表すメッセージについては,言葉として話されたり,文字に書かれたりした**話の内容**と,言葉にはならなかったけれど,その人の表情やしぐさから伝わった**話す人のなかに流れる感情**があります.

人間同士が互いに理解するということは,**話された内容**とともに,**話しながらその人のなかで変化する感情の流れ**も同時に,互いに理解しあうことです.こうした**私**を,安心してやりとりできる関係が信頼関係といわれるものです.

(3) 暗号表─メッセージのつくり方と読み方

ではこのようなメッセージはどのようにしてつくられ,そして理解されるのでしょうか.

話し手は相手に伝えたいことや自分の気持ちを,言葉や顔の表情という暗号 (信号・記号というほうがわかりやすいかもしれません) に置き換えて送ります.この手続きを暗号化 (コード化) といいます.そして,そのメッセージを受け取った聞き手は,このメッセージ (暗号) を解読し (読み解き),相手の言いたいこと,相手が感じている気持ちなどを理解するわけです.この暗号化と解読はそれぞれ話し手と聞き手が (頭のなかに) もっている暗号表 (辞書) をもとに,進められます.

皆さんは「虹の色」と聞くと,どんな色を思い浮かべますか.日本人であれば7色でしょうが,ブラジル人などは5色を想像するのだそうです.このように同じ「虹の色」といっても,その人の住んでいる社会や文化によって違いがあります.虹は7色とか,虹は5色と書かれている辞書がそれぞれの暗号表です.話し手はメッセージをつくるときは,必ず自分の辞書にあたる**暗号表**を用います.この暗号表は,自分が普段使っている言葉,これまで生きてきた教育,環境,文化の影響を受けています.聞き手は聞き手で自分の**暗号表**をもとにして送られてきたメッセージを解読します.したがって,それぞれが異なる環境に育ち,異なる言語を用いてきた人同士が互いに理解しあう異文化交流は簡単ではないといわれるのです.専門教育を受けてきた専門家の暗号表には専門用語がたっぷりつまっています.ですから皆さんの習った専門用語は,患者さんの暗号表にはなくてあたりまえなのです.

人と人が分かり合えないのは,それぞれの暗号表が違うからです.同じ日本語を使っていても暗号表が同じだと思ってはいけません.これまでの育ち方,考え方が違えば,人の暗号表は一人ひとり違うのがあたりまえなのです.人とはわかりあえないのがあたりまえと思って努力をすることがとても大切です.

(4) チャンネル

メッセージは,人の**視覚**,**聴覚**,**触覚**,**嗅覚**を通して伝わっていきます.紙に書かれた文字,しかめられた顔,耳に聞こえる声,肩をそっと支えてくれるスキンシップ,そして甘い香水の香り,そうしたメッセージの通り道を**チャンネル**といいます.カルテや手紙に書かれ

た文字や，教科書や雑誌の記事などは一目でなにが書かれているか，すぐに多くの情報を理解するのに適しています．伝わる速度も速く，一度に大量の情報を伝えるには便利です．

(5) メディア

メッセージが書かれている手紙やテレビなど，メッセージを伝達するための道具をメディアといいます．視覚的チャンネルを利用するメッセージは，利用するメディアによっては多くの情報を伝達でき，また長期間の保存も可能です．視覚に障害のある人には向いていません．

このようにメディアやチャンネルには，利点と欠点があります．したがって，患者さんに伝えたい情報は，患者さんが利用しやすいメディアやチャンネルを選びましょう．また，伝えるべきでない情報は，患者さんが利用しにくいチャンネルやメディアを用いることも一つです．

(6) メッセージは，暗号表，チャンネル，メディアの組み合わせ

人の声や音楽，タービンの音は聴覚チャンネルを通るメッセージです．このチャンネルは，視覚的メッセージのやりとりに適さない暗闇などでも利用できます．また，点字や温かな手の感触，歯にしみる水の冷たさなどは神経を介して届く触覚的メッセージです．このチャンネルは，発信人が手の届く位置にいないと使えません．しかし逆に，人がそばにいてほしいときには最も適したメッセージになります．

嗅覚的チャンネルによるメッセージは，香水，汗のにおい，消毒薬のにおい，タバコのにおいなどです．メッセージとしてそのままは残りにくいのですが，過去の個人的な思い出（たとえば，歯科医院で痛い思いをしたときの，消毒薬のにおいなど）として暗号表に残っていることもよくあります．

そのなかでも，話し手の考えや意図を最も的確に細かく伝えられるのが，言語（言葉）のメッセージです．ただし，場合によってチャンネルとメディアを選ぶことは大切です．患者さんへの説明や診療内容の取り決めなどは，耳から聞く話し言葉よりも，長期間保存可能で，目に見えるメモや手紙などが適しているのではないでしょうか．また，不安や恐怖に怯えている患者さんには，言葉よりもボディ・ランゲージというスキンシップを通してのメッセージがときには有効かもしれません．手を患部に当てる**手当**から医療行為が始まったといわれるように，触覚はそばに人がいて，身体と心を**ケア**してくれるということは苦しんでいる人にとってとても安心できるものとなります．

このように，話し手が相手に伝えたい内容や，話したいと思う理由（意図といいます）を聞き手に適切に伝えるには，相手の性別，年齢，症状のほか，コミュニケーションが展開される場所・時間を考え，その人の暗号表，チャンネル，メディアの種類を考えて，選び，コミュニケーションという通信の流れをスムーズにする工夫が必要です．

2) マルチ・チャンネルのメッセージ
(1) 言葉以外のメッセージ──視覚，聴覚，触覚，嗅覚

　もう一つ大切なことを忘れてはいけません．通常の社会では，一つのメッセージだけが，一つのチャンネルで送られるということはほとんどありません．たとえば，なかなか話の伝わらない高齢者に，歯科衛生士が「ここをきちんと磨いてくださいね」と言うとき，自分の感情が高ぶり，切り口上になり，顔つきもこわばって，ときには手さえ震えているかもしれません．この歯科衛生士の姿を見て，高齢者は「歯科衛生士に怒られた」と感じるのではないでしょうか．「ここをきちんと磨いてくださいね」という言語（文字）から伝わる以上に，視覚，聴覚，ときには触覚，嗅覚を通してほかのメッセージが同時に伝わっているからです．こうした現象を**メッセージはマルチ・チャンネルで伝わる**といいます．

　内心では怒っていながら，平静を装い，優しく「きちんと磨いてくださいね」といっても，目つき，声，喋りの速さから，患者には苛立つ歯科衛生士のありのままの姿が伝わってしまいます．

(2) コミュニケーションで伝わるもの

　実際に顔を合わせながらコミュニケーションをとるときに伝わるすべてを100％とすると，言語（文字）だけで伝わる部分（verbal）はわずか7％，声の高低，大小，話す速さなど，いわゆるvocalで伝わっていくものは38％といわれます．

　ある人の言葉だけを聞いても，その人が言わんとすることがその表情や姿勢と一致しないと感じたことはありませんか．それは，人は普段，言葉だけを聞いているのではなく，表情などからのメッセージ（話し手のボディ・ランゲージ）も頼りにして，その言わんとすることを理解しようとしているからです．人が発しているメッセージの55％はボディ・ランゲージなどvisualで伝わります〔A. Merahbianメラビアン，1970による報告〕．

　このように，コミュニケーションによって，ありのままの自分が，多くのチャンネルを通して，そのまま相手に伝わってしまうことを知っておくべきです．ときには理性とは裏腹の感情が，視覚的なチャンネルを通して伝わってしまうこともあります．これがコミュニケーションをとるときの注意点です．

(3) 自分自身のあり方が問われる

　こうしてコミュニケーションをとることで，自分がほかの人間をどのようにみているか（人間観），なにを大切にしているか（価値観）など，普段の自分の生き方や考え方も，言わず語らずに伝わることがわかるでしょう．だからこそ，効果的なコミュニケーションには，その場だけの言葉の**使い方**や**話し方**などのスキルばかりではなく，普段の自分自身のあり方そのものが深く問われるといわれるのです．

7. コミュニケーションのコツ

1）自分を知る

　効果的なコミュニケーションでは，自分の感情を意識することが大切です．自分が今なにを考えているか，なにを感じているか，自分を知ることは相手がわかりやすい効果的なメッセージをつくるときに必要です．感情に流されたままでは，なにを伝えたいかを理性的に考え，効果的なメッセージをつくることはできません．患者さんを叱りたいと思って叱るのは構わないのですが，ほめようと思って叱っているような言葉を使ったのでは意味がありません．ここで患者さんを叱る必要があるとあなたが思うなら，相手が叱られたと思えるようにするべきです．verbal, vocal, visual のすべてのメッセージで叱っていることを伝えるべきです．いいかえれば，患者さんに対して，自分をごまかしたり，恰好をつけたりしてはいけない，相手に対して誠実にかかわる必要があるということです．そうでないと思っていることと正反対のメッセージがマルチチャンネルで伝わってしまいます．

　相手にわかるように伝えるために，自分をしっかりと知って，伝えたいことを整理して，全てのチャンネルのメッセージを一つの内容に整えていってください．

2）意図と行動を一致させる

　患者さんを叱ろうと思うときは，患者さんが歯科衛生士に「叱られた」と思えるように，あなたがやりたいこと，やろうとしていること（意図）と，やっていること（実際の行動）が一致しなければなりません．患者さんに優しくしたいと思ったのに，その患者さんへの不満を押さえきれずに無意識の怒りが相手に伝わってしまったら問題です．本当に自分がやりたいことを確認して考え続けることこそ，メッセージづくりに大切なことです．

　なにを伝えたいのか，自分は今，果たして冷静なのか，怒っているのか，それを心のなかで自分自身に「今，怒っているな」とか，「今，焦っているな」と言い聞かせてください．このように心のなかで言葉にできる，いいかえれば客観的に自分をみることができるなら，その怒りとは距離をおけるでしょう．そうすれば落ち着き，本当に伝えなければならないことをメッセージにつくり上げることもできます．

　もちろん，どうしても怒りが収まらないときがあるでしょう．そんなとき，自分一人できりきり舞いしがちですが周りの歯科衛生士に助けを求めて，代わってもらうとよいでしょう．この世のなかの歯科衛生士はあなた一人ではないのですから．

　もう一つ，自分は励ましたつもりの言葉かけでも，相手は叱られたと感じることもあります．そうした言葉かけについては，4章「歯科衛生士の活動の評価」のなかで，**5つの態度**について説明をしていますので参考にしてください（p.106 参照）．

　効果的なコミュニケーションのコツは，**自分がやりたい（伝えたい）こと**と，**実際にやっている（伝えている）こと**を一致させることです．自分がしたいことをする，それは自分がなりたいと思っている自分になっていく（自己実現）ということです．自分自身を意識し，

ありたい自分でいられるという**自己一致**へのたゆまぬ努力が，医療の専門家には大切です．

3) 常に人間観や価値観を磨く

　人に支援をする専門職は，患者さんやクライエントに対して，理性的で専門的な対応をしなければなりません．もし，自分の感情に流されて，意図や行動，感情などを見失うならば，対象となる人への支援はできません．もちろん，感情や無意識の世界は簡単に対処できるものではありませんが，日ごろから，人間観や価値観を意識し，考えることで，物事をみる目，考える視点を豊かにしておくことです．ひいては他人への許容度も広がり，人の考え方や生き方に批判や評価をすることなく，ありのままを理解することが楽にできるようになります．そうなれば，落ち着いて自分の意図をそのまま素直に真っ直ぐ行動に移すことができ，**自己一致**が実現されやすくなるでしょう．

4) そのままわかろうとする——話の内容と感情の流れ

　効果的なコミュニケーションのための究極のコツは，**確かめ**です．相手が話してくれたことを，たった一度で完全に理解することは難しいことです．

　けれども，話を真剣に聞いていれば，必ずなにかしらあなたに伝わってくるものがあります．それが，あなたに**理解できたこと・わかったこと**です．

　この**わかったこと**を，相手に「私にはこのようにわかりましたが，それがあなたの伝えたかったことでしょうか」と，言葉できちんと確かめることが，効果的なコミュニケーションに最も大事なコツになります．

　なにを話したか（話の内容）を確かめると同時に，話し手が感じていた気持ち（感情）も（必要なときには）「こんなお気持ちで話してくださったのですね」と言葉で確かめていくことです．「あ，わかりました」ですませてはいけません．たとえば，「痛かったけれども我慢してしまったのが失敗だったとおっしゃったのですね，それでよろしいでしょうか」というように．

　時間をかけて話しても，実際にはわからないことだらけです．そこで普通はその**わからないこと**を知りたくて，相手に次々と**質問**をしてしまいます．あるいは，相手の言いたいことをわかったつもりになって，「あ，わかりました．私はこうしたほうがよいと思います」など，自分の意見や感想をすぐに述べてしまうのです．

　意見やアドバイスをする前に，まずあなたがしなければならないことがあります．それは，あなたの**わかったこと**を相手に伝え直して，**相手の話したかったこと**をきちんと言葉で確かめ直すことです．そのとき，たとえあなたの**わかったこと**が相手の伝えたいことと少し違っていたとしていても，また，たった一言しかわかっていなくとも，相手は今，確かめ直してくれているあなたの態度・行動に触れて，「この人は私の話をそのままわかろうとしてくれる人だ，もう少し話してもっとわかってもらおう」という気持ちになり，さらに話しを続けてくれるはずです．

　あなたと話しながら相手が感じ始めた感情も，「この患者さんは少し表情が暗くなってき

たな」と伝わってきたならば，「話していて辛くなったのですね」とわかったことを言葉で伝え直してみましょう．2人の関係が安心で自由な雰囲気にみちてくるでしょう．それが**信頼感**とよばれるものです．

以下にコミュニケーションで失敗しやすいところをあげておきます．

8. コミュニケーションの落とし穴

1) メッセージをつくるときの落とし穴

コミュニケーションの流れからもわかるように，誤解や間違いが起きやすいところは，メッセージの**暗号化**と**解読**です．まず，話し手は自分の暗号表を使ってメッセージをつくります．そして自分の言いたいことを，言葉，セリフ，ボディ・ランゲージに変換して相手に送ります．するとマルチ・チャンネルで伝わってくるメッセージを，聞き手は取捨選択し，判断し，自分の暗号表に照らし合わせて理解しようとします．

この，メッセージをつくる暗号化の過程で間違いを起こさないために，①自分の伝えたいことをまず整理しましょう．自分の言いたいことがはっきりしていなければ，言いたいことがそのまま相手に伝わるわけがありません．次に，②必要なときには，今，自分が感じている感情をみつめ，その感情にまどわされることのないようにメッセージの言葉を選びましょう．とくに不安や怒りに身をふるわせながらメッセージをつくると，伝えるべきではないことまで相手に伝わっていってしまいます．言いたいことを整理し，言葉を選び，かつ，自分の感情にも注意しておきましょう．

2) 伝え方の落とし穴

メッセージには必要な敬語を使う，適切な表現で話すことはもちろんです．さらにもう一つ，こちらの意図を相手が落ち着いて理解してくれるように，こちらの自己紹介（自己開示，あるいは自己啓示ともいいます）として，話し手自身の知，情，意を，適切な言葉でメッセージに盛り込むことが必要です．たとえば，次のように伝えてみましょう．

「うまく申し上げられるかどうか心配しながら私は話しています（私が感じている感情）．ご家族のご苦労も大変だと思います（私の考えている意見）．でも，おじいさまも，一生懸命努力をされているので，もうすこしゆっくり見守ってあげてくださるとうれしいです（私の希望と感情）」などです．どうですか．ただやってくださいと言うより，歯科衛生士の思いがよく伝わって，その意見や希望がより伝わりやすいのではないでしょうか．相手を尊重する一つの態度として敬語を用い，かつ自分の意図がそのまま伝わるように言葉を選び，必要なときには自分自身の相手に対する思い，姿勢をわかってもらってから，こちらの言いたいことを言葉にして伝えることが大切ですね．

自分のことをまったく話さない歯科衛生士には，患者さんもなんとなく近寄りがたいと感じます．だからといって，あなたの日常生活の出来事を微に入り細にわたっておしゃべりをしなさいということではありません．今，自分が感じている感情（気持ち）を少し伝えるこ

とで，これから実際に行おうとしているあなたの姿が，相手によくわかってもらえると思うならば，伝えてみたらよいということです．

このように**私の情報（私）**を伝えるのは，マルチ・チャンネルで伝わってしまうメッセージのどれが**中心**で，どれが**雑音**かを，聞き手にわかってもらうための工夫でもあります．

3) 解読の落とし穴

解読の失敗には，たとえば，日本人とアメリカ人がコミュニケーションをするときのように，単純に使う言葉・言語(暗号表)が異なる場合や生育歴，文化的背景などの違いによって言葉の解釈が違うことでも起こる場合があります．人類共通の笑顔や表情にも違いがあり，日本人のジャパニーズ・スマイルといわれる笑顔に「軽蔑された」と怒るアメリカ人もいます．相手の言葉が自分と同じならば問題も少ないのですが，人にはそれぞれ個性があり，一人として同じ個性ではありません．たとえ，同じ日本語を使っても同じ意味にとってもらえるとは限らないのです．

とくに医学・歯科医学を学んだ人の暗号表には専門用語が多く含まれ，素人には意味がまったくわからないことがよくあります．言葉は，個人がそれぞれの経験を通して身につけていくものです．暗号表の個人差については，言いたいことをメッセージにする暗号化や解読の過程でとくに慎重であってほしいものです．たとえば，キョクマ(局所麻酔)，バッシ(抜歯)，ゼツ(舌)といった言葉は，音で聞くと素人にはまったく意味不明の言葉となってしまうので，注意が必要です．

4) 言葉の読み違い

また，共有できる意味の言語を使ったとしても，文脈を考えないと誤訳が起こることもあります．次の会話は，視力検査のとき，2メートルほど離れた眼科医と高齢患者さんとのやりとりです．

眼科医：この字を読んでください
患　者：わかりません
眼科医：それではこの上の字は？
患　者：(再び) わかりません

実は，この「わかりません」は「見えないので，なんという字かわかりません」ではなく，「先生がなにを言っておられるのか，私には聞こえません」ということであったのです．高齢者に眼科医の声(聴覚をチャンネルとするメッセージ)が届かなかったうえに，患者さんの答え方が不適切で，お互いの言葉の読み違いがこのコミュニケーションの落とし穴でした．笑い話では片づけられないエピソードです．

日ごろから他人の生き方や考え方を尊重でき，個人はそれぞれ別だとわかっていれば，相手の暗号表や言葉への配慮や，自分の解釈への慎重さももてたでしょう．こうした基本的な，**ほかの人に配慮するという態度**が誤解を防ぎ，コミュニケーションをスムーズにします．暗号化，解読の過程でも，話し手，聞き手の人間をどうみるか(人間観)が大きな役割を果た

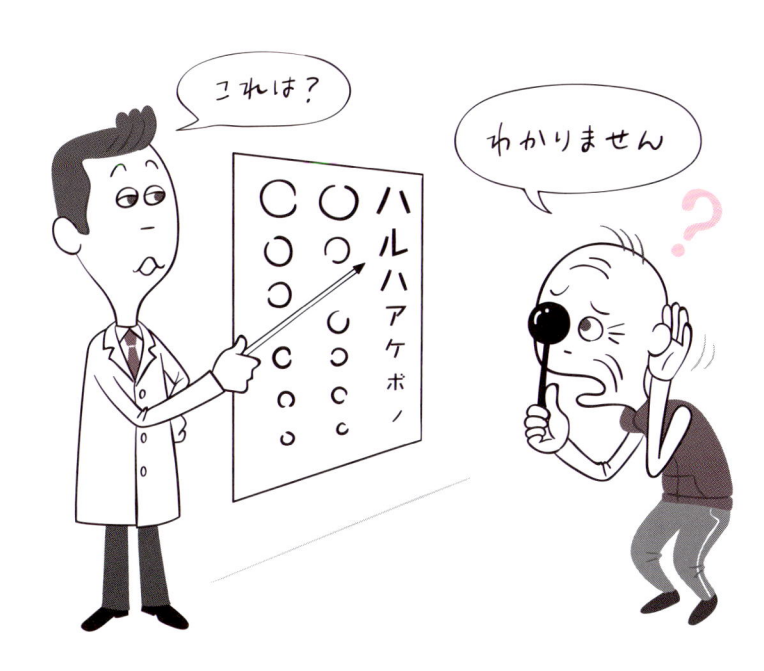

すのです．人の言葉の解読は難しいものと，常に意識しておいてください．暗号表とはまさに個人そのものなのです．

5) コミュニケーションの雑音
(1) 話し手の想い
　町中でまわりの雑音がうるさくて話が進まないことがあるように，コミュニケーションにも**雑音**があります．ただし，この雑音は，外部からの物理的な音ではありません．マルチ・チャンネルで届いてしまうある種のメッセージが雑音になるのです．物理的な雑音ならば除くことも比較的簡単ですが，メッセージに含まれる雑音は扱いにくいものです．というのも，単に話された内容の言葉だけではなく，言葉にはならない話し手の思いが，声の調子や顔の表情としてのメッセージに含まれていくからです．

(2) 独断と偏見によるメッセージの解釈
　たとえば，歯科衛生士が在宅高齢者の家族から次のように言われたとします．「うちのおばあちゃんもいいかげんに自分で歯磨きをするようになったらいいのに」と．しかし，普段からその家族の高齢者への扱いに冷たさを感じていた歯科衛生士には，その家族に言いたいことがたくさんあったのです．そこで，なにをいっても素直には聞いてもらえないと感じた歯科衛生士は，ムッとして，「お年寄りなのですからそんなに早く覚えられませんよ」という言葉を，唇を曲げながら（ボディ・ランゲージで）家族に伝えたのです．

　「高齢者は新しいことをすぐには覚えられない」という専門的な判断も，今，家族に対して感じている不満も，どちらも歯科衛生士自身（彼女の考えや思い）です．聞き手である家族には，歯科衛生士の専門的な意見とともに，彼女の怒りを表すボディ・ランゲージもメッ

セージとして届いてしまいます．

　このように，この歯科衛生士が「高齢者はなかなか覚えられない」という情報を伝えたかったとしても，「あなたたち家族に私は不満を感じている」というボディ・ランゲージが同時に相手に届きます．それは歯科衛生士にとっては雑音です．ところが，聞き手には，**言葉と感情**のどちらが歯科衛生士の言いたいことなのか，主メッセージの区別ができません．ときには先にも述べたようにvisual messageのほうがverbal messageよりも頼りにされることが多いので，聞き手である家族にとっては怒りを向けられたと解読するほうが普通でしょう．

　自分たちの介護に自信をもつ家族は，このようにしてメッセージを（聞いて，見て）受け取り，歯科衛生士からのメッセージの解読を始めます．この家族が「この歯科衛生士は怒っている」と解読して反応すると，その様子をみた歯科衛生士は「高齢者の扱い方がわからない家族だ」と感じて，互いに不信感をさらに深めることになります．

(3) 興味あるものだけに目を向ける

　このようにマルチ・チャンネルのメッセージが行き交うために，聞き手はわかりにくいもの，わかりたくないもの（この例では「高齢者はすぐには覚えられない」）を無視し，わかりやすいもの，興味あるものだけに目を向ける傾向があります．つまり，この家族の場合は，ボディ・ランゲージに目をとめ，歯科衛生士の家族への非難に注目し，歯科衛生士が一番伝えたかった情報を受け取れないことになってしまったのです．

　歯科保健指導などでも，専門用語が多くて理解しにくい場合，聞き手はすぐに，聴覚（音声）のチャンネルを無視し，歯科衛生士の話している姿や形（ボディ・ランゲージ）に意識を集中させ，ますます大事な歯科衛生士の話を上の空で聞くことになってしまいがちです．マルチ・チャンネルのメッセージには，十分に気をつけたいものです．

9. コミュニケーションのプロセスと確かめ

　30歳の女性と歯科衛生士（DH）との歯科医院における会話を例に考えてみましょう．
　　ＤＨ：こんにちは．
　　女　性：こんにちは．
　　ＤＨ：今日はいかがですか．
　　女　性：最近，歯が黒くなってきて，恥ずかしくて，恥ずかしくて…．
　　ＤＨ：たしかにすこし黒ずんでいますね．
　　女　性：今日，白くきれいな歯にしてほしいんです．
　　ＤＨ：そのまえに，まず，食生活などについてお聞きしたいのですが．
　　女　性：私，肌も白いほうだから，余計に気になるんです．きれいにして下さいね．できますか？
　　ＤＨ：できますよ．でも，今日きれいにしても，原因を探さないと，また黒ずんでき

　　　　ちゃうでしょ．
女　性：とりあえず，きれいにしてほしいの．
D　H：コーヒーや紅茶をよく飲むほうですか．
女　性：あんまり飲まないわ．
D　H：お茶は？
女　性：お茶は嫌い．きれいにしてもらえるかしら．
D　H：ムムム…

　この2人のコミュニケーションで効果的な行動変容が起きるでしょうか（詳細な分析は4章p.101参照）．効果的なコミュニケーションとは，よりよい行動変容につながるものでなければなりません．どのような行動であっても変わればよいということではないのです．

　そのために，大切な条件が2つあります．一つは，まず相手に落ち着いてもらうこと．それにはコミュニケーションの流れ（プロセス）が鍵となります．2つ目は，専門家として適切な行動変容への手助けができる知識を備えていること．コミュニケーションの流れのなかで伝え，情報収集をし，教える内容（コンテンツ）が大事な条件になります．

1）コミュニケーションのプロセス

　「なにを相手に伝えたいか」，「なにを知ってもらいたいか」について，話し手自身が整理できていなければなりません．なにがなんだかわからないけれども，なにか話せば相手は「理解してくれるだろう」，「察してくれるだろう」では，相手はきちんとあなたの言いたいことを理解できるどころか，かえって誤解してしまうのが落ちです．

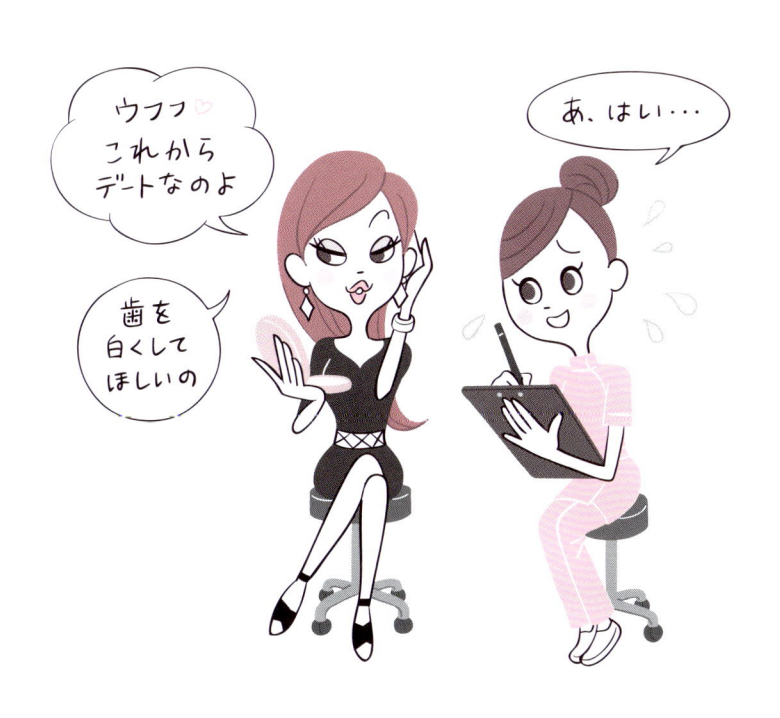

(1) 話し手も聞き手も落ち着くこと

　効果的なコミュニケーションを進めるためには，まず，お互いが落ち着くことです．話そうとする人が落ち着くと，今自分がなにを考えているか，どのようなことを希望しているか，どのような気持ちでいるか（どのような感情でいるか，といいかえることもできます），などをはっきりさせることができます．そうなればしめたもので，話し手も伝えたいことを的確な言葉にしやすくなり，聞き手も自分自身の問題を明確に理解しやすくなります．

(2) 相手を理解するための「確かめ」をする

　それでは，どのようなときにお互いが落ち着くことができるのでしょうか．話す環境も大事ですが，相手をそのまま理解しようとする態度が互いに伝わりあうよう，まずは評価も批判もせず，そのまま相手の話を聞くという姿勢を相手に伝わる形で持ち続けることです．それによって相手が，自分の言うことを，そして自分が感じている感情を，そのままわかろうとしてくれると確信できるのです．

　そのままわかろうとするとは，どういうことでしょうか．相手が話そうとしても，険しい顔をしてこちらを見ていては，せっかくの話し手の努力も実を結びません．聞こうとする人が，話そうとする人に対して，「私はあなたの話をそのまま聞きたい」という思いを**行動に表して**相手に見せることです．具体的には目を見る，うなずくなどのボディ・ランゲージも必要でしょう．

　また，相手の話に対して「私はこう思う」とすぐに意見を言ったり，「それはよい」，「よくない」などと評価をしたりしないことです．そのうえで，「こういうことをおっしゃりたいのですね（話の内容の確かめ）」，「こんなお気持ちで話していらっしゃるのですね（感情の確かめ）」というように**確かめ**をするとよいでしょう．

　相手の話を1回聞いただけで，言いたいことを全て理解することは無理です．「あなたはこういうことをおっしゃりたいのですね」，「あなたは今，すこし緊張しておられますね」などと，ていねいに相手の話の内容やボディ・ランゲージなどから伝わってきた相手の今の感情を言葉にする確かめを重ねていくことです．その姿や言葉を見たり聞いたりした相手は「私を大切にそのまま理解しようとしてくれている歯科衛生士」がそこにいることに気づきます．その結果，落ち着くのです．

　相互理解を目指すコミュニケーション，互いの成長を目指すコミュニケーションは，このようなていねいなやりとり，プロセスから成り立っていることを理解できたでしょうか．

　相手に了解をとる，その行為が相手を尊重する姿勢を表しているのです．

2) コミュニケーションの内容

　患者さんは落ち着いた後，やっと自分の体や口，自分の生活上の問題の理解ができるようになります．それがあってこそ，治療，予防法への**納得**が生まれます．歯科衛生士は，まず，患者さんが落ち着けるようなコミュニケーションを展開し，そのうえで患者さんが困っていること，問題はなにかと専門的な段階を踏み，明確にしていくことです．

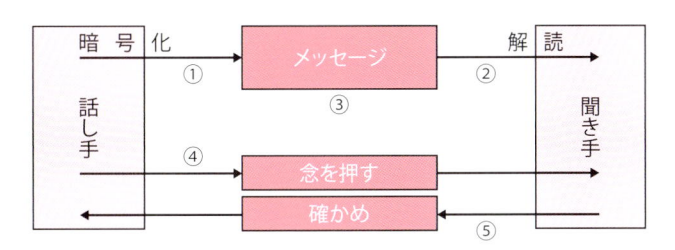

図2-2 コミュニケーションの流れ

　そのためには，歯科衛生士が患者さんの口腔や生活上の問題を明らかにする専門知識とそれに伴う専門的な判断力が絶対に必要です．さらに，その道筋と結果を患者さんに理解できる言葉で伝え，患者さんに理解し，納得してもらわなければなりません．つまり歯科衛生士が提供する技術を，患者さんが受け入れられるようになるということです．これが効果的な患者さんへの指導や教育です．

　この患者さんの歯科的な問題はなにか，どのような解決方法があるか，そのときの条件はなど，人間の身体的，心理的，スピリチュアルな面，社会的な面などについて患者さんを観察し，希望をとり入れながら，患者さんがその方針や提案に**自分なりの意味**を感じられるように，専門的な条件とすり合わせていくことです．

3）コミュニケーションの流れ

　コミュニケーションは，メッセージを仲立ちとする通信です．その流れをまとめておきましょう（図2-2）．

　①話し手が相手に伝えたいことを，話し手の暗号表を使って，言葉や表情の暗号にかえて，メッセージをつくる（**暗号化**）．

　②そのメッセージを視覚や聴覚などのチャンネルにのせて聞き手に送る．

　③聞き手はその内容を，聞き手の暗号表を使って解読，理解する（**解読**）．

　以上から，メッセージの読み違い，誤解を防ぐには，**言葉による確かめ**が必要となってきます．つまり，

　④話し手から聞き手に，メッセージが届いたか，話し手の意図したとおりに主たるメッセージを解読してもらえたかを言葉で念を押す．あるいは，

　⑤聞き手から，自分が話し手のメッセージをそのまま理解できたと思うか，話し手に言葉で確かめることです．

4）確かめ＝「主人公はあなた」を伝える行為

（1）確かめの必要性

　言葉による確かめ（フィードバック）は，ボディ・ランゲージで行うこともできます．けれども，人は言葉を組み合わせて考えるので，きちんとこちらの意図や状況を表現するには，言葉による**確かめ**が大切です．

実際には，話し手がメッセージを送った後に，必要ならば「私のメッセージは届きましたか．私の言いたかったことや感じていたことを理解してもらえましたか」と，あらためて念を押すこともよいでしょう．あるいは，聞き手が最初のメッセージを受けた後に，「私はあなたがこのように話したと思うのです（理解しました）が，よろしいでしょうか．このような気持ちであなたは話されたと思うのです（理解しました）が，よろしいですか」と，話し手にメッセージを送って確かめましょう．復唱に近いやりとりですので，時間が2倍かかるという面倒さはありますが，大事な場面では実行したいものです．

(2) 確かめの注意点
　ただし，わかったことを伝え直す**確かめ**を，どのような言葉で，どのような声で伝えるかが，重要です．確かめ方によっては，相手にわかってもらえたと思うことも，反対に詰問されたと感じることもあります．人を威圧するような確かめの態度をとると，相手にまた別の感情を引き起こし，コミュニケーションがいたずらに混乱することにもなります．

　確かめは「相手を大切に扱いたい」という私の思いを相手に送っていることです．つまり，相手を一人の人間として尊重しているという態度を具体的に示しているので，当然その行為にふさわしいかかわり方になっているはずですが，**スキル**として確かめを行うと，「やればいいんでしょう！」とばかり，「こういうふうにあなたは言ったのですよ」となってしまうこともあります．また，必要のない場面まで，「こうおっしゃったのですよね」と確かめを繰り返されるのも，なにか小ばかにされたように思うこともあります．

　大事なことは，確かめられた相手が「あ，この人に私は大切にされている」と確信でき，落ち着いて自分について考え，問題を探り，話すことができるようになることなのです．そうした関係が**信頼関係**です．

(3) 確かめは相手を尊重する行為
　人間は互いに独自の考えや希望をもって，主体的に独立して生きている存在だという**人間観**をもつ人ならば，相手の話やその感情をていねいに確かめていきたいと思うでしょう．「患者というものはこういうものだ」と，すべての患者さんをひとまとめにしてみようとする歯科衛生士は，患者さんを一人の人間としてみているとは思えません．そのような人は，いちいち患者さんの話した内容を確かめたり，感情の流れを確かめたりすることもないでしょう．相手を一人の人間として尊重し続けられるならば，コミュニケーションの落とし穴はかなり避けられるのです．

10. コミュニケーション―癒しモードから健康モードへ―

　最近，「病人を見ないで病気を診てはいけない」とか，「医療では治療モデルではなく，成長モデルを取り入れよう」，さらに「医療は疾病モデルでなく，生活モデルを大切にしよう」という言葉を聞きます．**人間中心の医療**の実践への試みの一つでしょう．
　病気（疾病＝生物学的変化）をもつ人（病人）であっても，社会のなかで他人と関係をもち

ながら，将来に向かって自分自身の生活設計を考えるのが人間です．医療従事者は，病をもつ人々に，人間らしい生活をサポートするという視点に立って支援をしなければならないのです．

1）癒しの意味

　一方，こうした言葉に負けず劣らず使われる**癒し**や**ヒーリング (healing)** があります．広く動物に備わっている病気を治す力（自然治癒力）を意識した言葉です．医学の祖といわれるヒポクラテスは「患者には害をなさないこと」という誓いとともに，観察を徹底して行い，体がもつ自然治癒力を最大限に伸ばそうと考えた人でした．けがや病気をした野生動物が，細菌を殺す働きのある唾液で傷口をなめ，休息をとって身体の免疫力を十分に働かせ，また元気になれるのはこの働きのおかげです．こうした自然治癒力は人間にも備わっています．

　癒しとは，このように自然治癒力を十分に働かせるような環境づくりを積極的に行うことのようです．自然治癒力の基礎となる免疫系の働きは，栄養失調や心理的ストレスなどによって低下します．医療従事者が抗菌薬で病原菌の数を減らし，あるいは手術で病変部を取り除くなど，病気の処置を専門的に行う一方で，病人自身が自覚をもってバランスよく栄養をとり，心理的ストレスを軽くして免疫細胞の働きが高まるように，環境を整え，病気を克服（これは決して病を治しきることばかりでなく，病をもちながらも工夫を重ねて生き抜いていくことも含まれます）しようとする動きです．

2）健康の意味

　健康というものは，きわめて個人的なもので，自分で決断してつくり上げていくものです．健康は人間の成長といいかえてよいと思うくらいです．健康とはただ単に疾病がないことでもないし，かつ身体だけに限られたものでないことは，「WHOの健康の定義」(p.12参照)をみるまでもなく明らかでしょう．

　健康は決してほかから与えられるものではなく，自ら主体的に獲得していくものです．健康は失って初めて価値がわかるといわれるように，健康への決断の一つのきっかけが疾病なのです．もちろん，一人で病気に苦しむのは辛く，その孤独感は苦しみをさらに強くします．人間は一人では生きていけないといわれます．病についてほかの人に話すことでこうした辛さや苦しみが和らぎもするし，その結果，将来への希望をもてるようにもなります．「健康と病についての語り」をネットで開示しているサイトなどもあります (DIPEx-Japan)．辛さや苦しみを人に話すことによって，他人の力を借りることや疾病に対処する方法を教えてもらうこともできます．健康とはほかの人とともにかかわりあいながら生きていくという姿勢です．まさに健康はコミュニケーションだといってもよいですね．

3）癒しモードからヘルス・プロモーションへ

　このように主体的な健康づくりには，質のよいコミュニケーションが欠かせません．他人から癒してもらうという受身の**癒しモード**では十分ではないでしょう．現代は自らが健康を

つくり出すという**ヘルス・プロモーション**，主体的な**健康モード**へと変わりつつあります．この時代のコミュニケーションは，これまでのように医師から処方される**薬**の働きだけをするのではなく，患者さんが自らの責任で，病気をきっかけにして健康づくりへの行動変容を決断するために，不可欠で効果的なツール（道具）になってきたのです．

4）健康モードの考え方（メディカル・インタビュー）

最近は医療従事者の教育機関で**メディカル・インタビュー**についてしっかりと教える時代になりました．医療従事者が患者さんの主体性を尊重する診察に用いる**医療面接**のことです．昔のように現病歴，既往歴を知るために，医師が主導して情報を集める**問診**とは異なります．メディカル・インタビューは患者さんを主人公にする点に大きな違いがあります．いいかえると**医療従事者中心**ではなく，**患者中心**の医療を目指すかかわり方です．病気を治すのは患者さん，医療従事者は専門的な支援でその手助けをするという考え方です．

メディカル・インタビューには，3つの役割があります．

（1）疾病についての情報を収集できること
（2）診療中の医療従事者-患者関係のなかで起こってくる互いの感情を大切にすること
（3）患者自身の将来における健康（行動）への動機づけができること

（1）は，医科学の専門家の医療従事者が主人公です．しかし，（3）は患者さんが主人公です．そして（2）は患者さんと医療従事者，両者の人間関係のなかで起こってくる互いの感情でその診療の価値を評価できる，双方が主人公です．

メディカル・インタビューには，医療従事者が病気を治療するのではなく，病気を抱えた患者さんが，病気をきっかけに自らの将来の人生を新しくつくり上げるために，医療従事者の専門的な知識や技術を借り，自分らしいそれぞれの健康状態をつくり上げてほしいという希望と考え方が込められています．

ここまで，コミュニケーションについてさまざま述べてきました．現代は，メディカル・インタビューの役割でも述べたように病気を医者が治療するという姿勢や，周りがやさしい環境を整えて患者さんを癒していくというよりも，自分自身が環境に働きかけ，自然治癒力を高め，健康をつくり出すというさらに積極的な姿勢が強調される時代のように思えます．自分自身の力は小さくとも，ほかの人からの支援を得てその積極的な力をさらに伸ばし，**自分らしい健康**をキーワードにしてかけがえのない自分の人生をさらに豊かにつくり上げることが大事です．そのためには，自分の問題発見に必須の人格的相互関係が結べる質のよいコミュニケーションが求められるのです．

医療の現場のみならず，人として生きている社会で，効果的なコミュニケーションを展開できる人は，より健康で積極的に生きられるでしょう．受身の**癒しモード**から積極的な人生の**健康モード**へと方向転換していくことが重要です．患者さんも一人の人間として成長を続けなければならないのです．

3章 タイプ別に考えるコミュニケーション 〜6つの事例より〜

本章のシナリオ

　ここでは，3つのタイプの歯科衛生士の会話から，なにが不足しているのか，どのようにしたら対象者やクライエントの行動変容に結びつけられるのかを自分自身で考えてみましょう．そのうえで，模範とされる歯科衛生士の対応を確認し，自分の理想とする歯科衛生士像を創りあげていきましょう．
　ここでとりあげる Case はすべて実例です．そのなかには失敗した Case も成功した Case もありますので，今後の歯科衛生活動に役立てていただければ幸いです．

3章に登場する3つのタイプの歯科衛生士

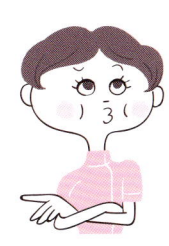

Type A（佐蔵（サクラ）さん）
時間がないことを理由に対象者の話に耳を傾けずに，自分の言いたいことだけを一方的に伝える歯科衛生士

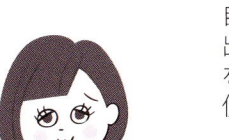

Type B（野場良（ノバラ）さん）
自分が専門家であることを前面に出し，対象者に対して軽卒な態度をとったり，むやみに専門用語を使い，知識を伝える歯科衛生士

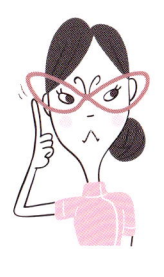

Type C（和多毛（ワタゲ）さん）
感情に焦点を当てるだけで，対象者に提案・指導ができない歯科衛生士

Case 1　3歳の子どもをもつ母親への対応

登場人物　子ども（3歳），母親，歯科衛生士（DH）

　母親が子どもを3歳児健康診査に連れて行ったところ，上顎前歯に白濁が認められ，歯科医院に行って治療をしてもらうように指導されました．母親は，子どもが痛がっていないし歯科医院に行くのも面倒だったのですが，無料だと聞き，しかたなく自宅近くの歯科医院に子どもを連れて行きました．歯科医院で「この状態では治療ができません．おそらく，むし歯の主な原因はスポーツ飲料の過剰摂取なので与えないようにしてください」と言われました．
　母親は納得がいかず，子どもを連れて市町村保健センターに相談に来ました．

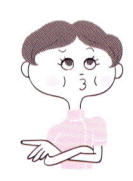

Type Aの場合

母親：先日，子どもを連れて歯医者さんに行ってきたんです．でも，治療してもらえませんでした．
DH：泣いたんでしょ．
母親：あ，はい．
DH：泣いたら，治療できないのは当然です．
母親：3歳児健診で，むし歯の疑いがあるので，歯医者さんに行くようにって言われたんです．まったく痛がっていないし，どこも悪くないと思っていたんですけど．治療費は無料だと教えてもらったので，とりあえず歯医者さんに連れて行ったんですが，結局，治療もしてもらえませんでした．
DH：あまり時間もないので，お口をみせてもらいましょうね．
母親：はい，よろしくお願いいたします．
　　　（歯科医師とDHが子どもの口の中をみる）
DH：むし歯が多いですね．お菓子は？
母親：お菓子はそんなにあげてないです．スポーツ飲料くらいです．水やお茶よりも体によいと思って．毎日1Lは飲ませています．でも，歯医者さんで，この子のむし歯はスポーツ飲料のせいだと言われたんです．本当にそうなんですか？　TVでも雑誌で

もそんなこと一言も言ってませんよね．
DH：歯医者さんの言ったことは間違っていませんよ．スポーツ飲料を飲ませているからむし歯ができるんですよ．
母親：え！そんなこと知りません．
歯磨きも自分でするように教えて，うまくできるようになってきていますけれど．
DH：3歳の子どもではきちんと歯磨きできないでしょう．
母親：フッ素入り歯磨き粉も使ってますけど．フッ素って歯にいいんですよね？ むし歯にも効くんでしょ？
DH：できてしまったむし歯には効かないですよ．
母親：え，そうなんですか？ でも，うちの子，スポーツ飲料好きなので絶対やめられないと思うし……．
DH：お母さんが買わないようにして下さい．
母親：泣いて暴れそう……やっぱり無理．
DH：それよりも早く歯医者さんに行ってむし歯を治療することですね．繰り返しになりますが，スポーツ飲料をやめないと，治しても意味ないですよ．

《Attention!》 理由も話さずに結論だけ伝えても理解されません

《Attention!》 母親のこれまでの思いや努力は，まったくDHにわかってもらえていません．帰宅した後の保健行動にも，やる気はあまり出ないでしょう

新人DHのギモンにベテランDHが答えます！

Q：相談の時間は限られているので，必要な知識を伝えるだけで精一杯です．それでは，効果はないのでしょうか？

A：知識を得ても，実践するのは，親とその子どもです．気持ちよく自らその知識を実行できるためには，いままでの自分の行動を安心して振り返ることが必要です．そのためには，DHは知識を教えるだけではなく，来訪者の考えや気持ちもきちんと受け止めて，安心して振り返りができるように一緒に考え，相手を支えることが大切です．

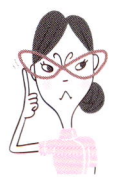

TypeBの場合

母親：3歳児健診でむし歯の疑いがあるので，歯医者さんに行くようにと言われたんです．まったく痛がっていないし，どこも悪くないので歯医者さんに連れていくのをどうしようかと思っていたんですけど，治療費は無料だと教えてもらったので，とりあえず連れて行ったのに，結局，治療もしてもらえなかったんで

DH：泣いて暴れたんでしょ．口を開けてもらわないと治療はできないですからね．ご存じかと思いますが，ここで治療はできませんよ．

母親：え，そうなんですか？

DH：そうですよ．
では，歯をみてもらいましょうね．

母親：はい，よろしくお願いいたします．
（歯科医師とDHが子どもの口の中をみる）

DH：やっぱりお子さんはう歯が多いですね．おやつを食べる回数が多いのですか？　歯磨きしていないんですか？

> **Attention!**
> 専門用語を使うのは控えましょう

母親：ウシ……？　おやつは一日1回ですが．

DH：本当に1回ですか？　じゃ歯磨きをまったくしていないのですね．

母親：仕上げ磨きも一日1回はしていますよ．

DH：それにしては，う歯が多いですね．いわゆるむし歯のことです．仕上げ磨きがきちんとできていないのでしょうね．清掃状態がひどいです．

母親：やっているつもりなんですけど．あと，毎日スポーツ飲料を1Lは飲ませています．スポーツ飲料は体にいいというので．それなのに，この間，歯医者さんでむし歯はスポーツ飲料のせいだと言われたんです．本当にそうなんですか？　TVではそんなこと一言も言っていませんよ．

DH：スポーツ飲料は，水分補給にはとても体に有効な飲み物ですが糖分が入っていますので，必要以上に飲んだり，回数が多いと口腔内の細菌が酸をつくり，その酸が歯の無機質成分を溶かしてう蝕になってしまうのですよ．お母さん，そんなこともご存じないのですか？

> **Attention!**
> 専門知識はやさしく伝えましょう

母親：……知りません．

DH：常識ですよ．

母親：そうですか．でも，歯磨きだけは自分でするように教えて，うまくできるようになってきていますよ．

DH：お母さん，あなた自身の歯磨きは完璧ですか？　大人でさえもできないのに，3歳の子どもがきちんとできるわけないでしょ．

> **Attention!**
> 一方的に母親を責めるのではなく，納得・理解をしてもらいましょう

母親：私は朝晩ちゃんと磨いていますし，子どもにもむし歯に効くよ

うにフッ素入り歯磨き粉を使わせています．

DH：フッ素はう蝕の予防に効果があるだけで，すでにできてしまったう蝕を治すものではありませんよ．1歳6か月健診のときにも歯科衛生士から教わったでしょう？

母親：そうなんですか？ じゃあ，とにかくスポーツ飲料はやめればいいですかね．でも，うちの子，スポーツ飲料好きなので絶対やめられないと思うんです．

DH：水やお茶にしてください．子どもがスポーツ飲料を欲しがらないように工夫してください．そもそもスポーツ飲料を買わなければいいんですよ．それならできるでしょう．親としての役割をきちんと果たしましょう．子どもを甘やかしてはいけません．

母親：……．

≪ **Attention!**
お説教は意味がありません

新人DHのギモンにベテランDHが答えます！

Q：お母さんの無知や甘やかしに腹が立ちます．子育てをどう考えているのかと．

A：子どもを泣かせない，不安にさせたくないという母親の気持ちをきちんと理解できないと，子育ての支援はできません．まず，母親に安心して子育てをしてもらうようにすることです．最悪，う蝕ができたとしても，母親が安心してゆったりと子育てができるほうが，よい子育てであるといってもよいくらいです．

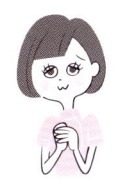

TypeCの場合

母親：先日，子どもを連れて歯医者さんに行ってきたんです．でも，治療してもらえませんでした．

DH：まぁ，そうでしたか．でもなぜ？

母親：泣き止まないどころか，暴れてしまって……．

DH：泣いちゃいましたか．大変でしたね．

(!) **POINT**
相手の気持ちにはよく配慮しています

母親：はい．大変でした．3歳児健診でむし歯の疑いがあるので，歯医者さんに行くようにと言われたんです．まったく痛がっていないし，どこも悪くないと思っていたので，歯医者さんに行くのを迷っていたんですけど，治療費は無料だと教えてもらったので，とりあえず連れて行ったんです．それなのに，結局治療

もしてもらえず……

ＤＨ：そうだったんですね．では，まずはお口の中をみせてください．

母親：よろしくお願いいたします．

　　　（歯科医師とＤＨが口の中をみる）

ＤＨ：むし歯，ありますね．

母親：あの……そのとき，むし歯は今はひどくないけれど，これ以上増やさないために，スポーツ飲料をやめるように言われました．

ＤＨ：スポーツ飲料ですか．

母親：はい．水やお茶よりも体によいと思って，毎日スポーツ飲料を1Lは飲ませているんです．でも，この間，歯医者でむし歯はスポーツ飲料のせいだと言われてしまって．本当にそうなんですか？　TVではそんなこと一言も言っていませんよ．

ＤＨ：はぁ，確かにTVのコマーシャルではそんなこと言ってないような気もします．

母親：そんなことまったく知りませんでしたよ．ひどいですよねぇ．でも，歯磨きだけは自分でするように教えて，うまくできるようになってきているんですよ．

ＤＨ：そうですか．それはよかったですね．

母親：むし歯にならないようにフッ素入り歯磨き粉も使ってるんですよ．

ＤＨ：そうなんですか．フッ素入り歯磨き粉を使うのはいいことですけど，スポーツ飲料をやめるのは難しいでしょうか……．

> **《 Attention!**
> フッ素の正しい知識や使い方を教えてあげることが必要です

母親：うちの子，スポーツ飲料好きなので絶対やめられないと思うんです．

ＤＨ：好きなんだから仕方ないですよね．

母親：あげなかったら泣いて暴れそう……

ＤＨ：大変ですね．スポーツ飲料はやめられないとなると，もっとむし歯ができてしまいます……困りましたね……．

> **《 Attention!**
> お母さんにできること，母親としての義務を果たす重要性を伝えることも必要です

新人DHのギモンにベテランDHが答えます！

Q：お母さんの感情に目を向けて共感するのが大切と学生のときに習いました．

A：ただ感情に目を向ければ，共感できたということではないのです．人は「自分がほかの人に理解された」と確信できると，自分を大切にする（自己尊重）気持ちが育つという経験的な事実があります．そこで，保健行動を実践しようという人にとって共感が大事とされます．けれども，感情にただ触れれば共感になるということではないのです．

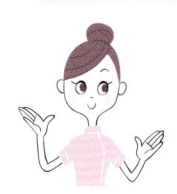

プロフェッショナルの場合

母親：先日，子どもを連れて歯医者さんに行ってきたんです．でも，治療してもらえませんでした．

DH：そうでしたか．がっかりですね．でも，なぜ，治療してもらえなかったのですか？

!POINT とりあえず，母親の苦労をねぎらう言葉をかけましょう

母親：子どもが泣いて，大暴れしたからだと思います．でも，子どもってなんでも初めてのことは，泣いて大暴れするものだから珍しくもなんともないんですけど．

DH：そうですね．子どもはみんな同じですよね．なぜ，今回，歯医者さんで治療をしないといけないと思ったのですか？

母親：3歳児健診でむし歯の疑いがあるので，歯医者さんに行くように言われたんです．まったく痛がっていないし，どこも悪くないと思っていたので，歯医者さんに行くのを迷っていたんですけど，治療費は無料だと教えてもらったので，とりあえず連れて行ったのです．それなのに結局，治療もしてもらえず……

!POINT 無料だと知って医療機関を受診することが多い親がたくさんいることも知っておきましょう

DH：そうでしたか．せっかく歯医者さんに行ったのにそれは残念でしたね．では，お口の中をみせてください．

（歯科医師とDHが口の中をみる）

DH：むし歯がありますね．
歯医者さんでは，何かアドバイスをされましたか？

母親：むし歯は今はひどくないそうですが，これ以上増やさないように，スポーツ飲料をやめるように言われました．スポーツ飲料って体にいいものなのに，なぜかしら？

!POINT TVや雑誌の情報はすべて正しいと信じて疑わない人が多いことを知っておきましょう

DH：お子さんはスポーツ飲料をよく飲まれるんですか？

母親：水やお茶を飲ませるよりも体のためにはよい飲料だと思っているので，毎日1Lは与えています．それなのに，むし歯はスポーツ飲料でできたと言われたんです．本当にそうなんですか？ TVではそんなこと一言も言っていませんよ．

DH：スポーツ飲料は，下痢をしたり，発熱した時に体調を整えたり，水分補給をしたりするにはとても体によい飲み物ですけれど，糖分が入っていますので，必要以上に飲んだり，飲んだ後に歯磨きをしないでいると，お口の中の細菌が歯を溶かす酸というものをつくり，むし歯にしてしまうのですよ．

母親：え，そうなんですか．むし歯になるのは乳酸飲料だけだと思っていました．私が小さい頃，乳酸飲料を哺乳ビンで飲まされて，むし歯ができて痛い思いをしたことがあるので，乳酸飲料ではなくスポーツ飲料にしていたのに……それでは，このままスポーツ飲料を飲ませ続けると，どんどんむし歯が増えるということですか？ 歯磨きも自分でしていますけど．

DH：私たちもきちんと歯磨きをしているつもりでも，むし歯になることはありますよね？ お母さんはどうですか？

母親：確かに……でも，むし歯に効くようにフッ素入り歯磨き粉を使って歯磨きをさせています．私が小さいころはそんなものはなかったですけど．

DH：そうですよね．私たちの小さい頃はなかったですよね．フッ素はむし歯予防には効果がありますが，すでにできてしまったむし歯を治すものではありません．そして，お子さんだけで，完璧に歯磨きをすることは難しいと思いますので，それだけで，むし歯を予防することはできないでしょう．お母さんも小さい頃，むし歯で痛い思いをなさったんでしょう．同じ思いをさせるのはかわいそうですよね．

母親：ええ……．

DH：むし歯にならないようにするにはどうしたらいいと思いますか？

母親：スポーツ飲料をやめること……ですね．でも，うちの子，スポーツ飲料好きなので絶対にやめられないと思います．

DH：難しいでしょうか．でも，むし歯の原因をわかっていただけてよかったです．
　　　スポーツ飲料は全部やめなくても大丈夫ですよ．量と与え方に

!POINT
ここまでDHと母親の会話が良好なので，母親も素直に自分の体験談を話してくれました

!POINT
まずは母親自身が理解し，納得してもらうことが大切です

!POINT
同じ経験をしていると聞くと，相手の警戒心が弱まることがあります

!POINT
母親も小さいころにむし歯で痛い思いをした経験があることを重要な情報としてつかみ，納得してもらう材料にするとよいでしょう

!POINT
なにをすることが一番重要なのか，母親自身に答えを導き出してもらうようにしましょう

!POINT
母親自ら改善策を導き出したことをまずはほめましょう

注意することね．お子さんがスポーツ飲料を欲しがっても，我慢させたり，量を減らしたりすることも必要ですね．

母親：あげなかったら泣いて暴れそう……やっぱり無理だわ．

DH：心配ですよね．私からもお子さんにお話しますので，お母さんもスポーツ飲料を買い置きしないようにして，挑戦してみてください．ダメなら次の方法を考えましょう．

DH：（子どもに向かって）歯医者さんに行ってどうだった？

子ども：怖かった．泣いた．きらい……

DH：そう，怖かったのね．むし歯をつくらないようにして歯医者さんに行かないようにしようね．むし歯菌は砂糖が大好きなんだよ．だから，砂糖の入っているスポーツ飲料を飲むとむし歯菌がたっくさん集まってきて，むし歯になっちゃうの．むし歯になると痛いものね．痛いのいやでしょ？

子ども：やだ！

DH：歯磨きも自分でやったあと，お母さんにきれいになったかどうか，みてもらおうね．

子ども：うん．

!POINT
次の案の提示もしながら，ともに考えるようにしてあげましょう

新人DHのギモンにベテランDHが答えます！

Q：ここでフッ素についての知識（有効性や安全性など）を母親に説明しなくてもいいのですか？

A：近頃は，フッ素がむし歯予防に効果的であること，および適正量であれば，毒性はほとんどないことを知っている親がほとんどです．もし，知らないようでしたら，その場でフッ素について，わかりやすい書籍や論文，国のデータなど情報提供をしてあげましょう．さらにフッ素配合歯磨剤やフッ素入りジェル，洗口剤などをすすめるのもよいでしょう．

Case2 精神疾患患者への対応

登場人物 女性（Dさん，20歳），保健師，歯科衛生士（DH）

　Dさんは18歳頃から精神疾患を患い，それ以来，精神科に通院しています．重度の歯周病で前歯がない状態です．外出する際に恥ずかしいので，どうにかしてほしいと本人から訴えがあり，精神科医が歯科医院に行くようにDさんに提案しました．

　Dさんが歯科医院に行ったところ，歯科医師から，「取り外し式の入れ歯をつくりましょう」と提案されました．Dさんの口腔内の状態が悪いので，清掃が難しい固定式の入れ歯はすすめられなかったのですが，歯科医院ではそこまで理由を話してもらえなかったようです．Dさんは，「取り外し式の入れ歯はお年寄りが入れるもの」と考えており，20歳なのにそのようなものをすすめるなんて，歯科医師による嫌がらせであると立腹し，いつも相談相手になっている担当保健師に「これから市町村保健センターに行きます」と電話をしてきたため，担当保健師は，専門家である歯科衛生士に助けを求めてきました．

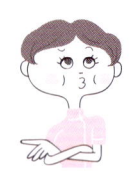

Type Aの場合

保健師：佐蔵歯科衛生士，お願いがあります．Dさんが歯科医院ですすめられた入れ歯が気に入らないようで苦情を言いに，ここに向かっているそうです．対応してください．

DH：え？　今からですか．今日も忙しいのに……でも，来るならしかたないですね．

（Dさんが到着しました）

女性：担当の先生（精神科医）が，前歯が欲しいという私の願いをわかってくれて，歯医者さんに行くことをすすめてくれたので，歯医者さんに行ったんです．そうしたら，歯医者さんがつながった入れ歯は高価で使い方も難しいので，取り外し式の入れ歯にしたらいいでしょうって言ったんです．取り外し式の入れ歯なんてお年寄りが入れるものでしょ．私はまだ20歳なのに．そんなことを言うなんてひどい！
あとは，治療もせずに歯磨きの仕方を教えて終わり．歯磨きな

んて小学校のときに学校で教わったのに．絶対，私のことバカにしてるわ．歯医者と医者は仲が悪いから，私に恥をかかせようとしているんだわ．

保健師：わかりました．お口の専門家の歯科衛生士さんが解決してくださるから，一緒にお話しましょう．

ＤＨ：こんにちは．歯科衛生士の佐蔵です．どうしたいのですか？

女性：取り外し式の入れ歯ではない治療をしてほしい……

ＤＨ：そうですか．では，お口の中をみせてください．
（DHが口の中をみる）

ＤＨ：あぁ，この状態では，固定式の入れ歯は無理ですね．

女性：え？　無理……？　でも，絶対いやです．

ＤＨ：それでもねぇ．取り外し式は（お値段も）安いし，（お手入れが）簡単なので，私も取り外し式の入れ歯をおすすめしますよ．今は若い方でも使っています．

女性：歯科衛生士さんも取り外し式をすすめるなんて……絶対，私はいやなのに．

ＤＨ：でも，お口の中がこんなに不潔な状態では無理ですよ．

女性：そんな……ひどいです！

> **!POINT**
> すぐに無理と決めつけることは避けましょう．可能性がある限り，患者さんの希望をかなえてあげられるように手助けすることがDHとしての役割です

新人DHのギモンにベテランDHが答えます！

Q：歯科医師が取り外し式の義歯をすすめた本当の理由を伝えるべきでしょうか？　また，話したらDさんは傷ついてしまわないでしょうか？

A：確かに口腔内が不潔な状態であることを本人が知ったらショックを受けるでしょう．それでも，Dさんが一番望んでいることはなにかを確認し，その望みをかなえるためになにが必要なのかをよく考えてみてください．患者さん自身が納得しなければ，行動変容は起きにくいでしょう．

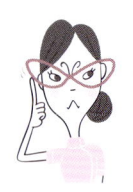

Type B の場合

保健師：野場良歯科衛生士，お願いがあります．D さんが歯科医院ですすめられた入れ歯が気にいらないようで苦情を言いにまもなくここにいらっしゃいます．対応してください．

DH：わかりました．必ず保健師さんも立ち会ってくださいね．

（D さんが到着しました）

女性：担当医師が，前歯が欲しいという私の願いをわかってくれて，歯医者さんに行くことをすすめてくれたので，歯医者さんに行ったんです．そしたら，つながった入れ歯は高価で使い方も難しいので，取り外し式の入れ歯にしたらいいでしょうって．取り外し式の入れ歯なんてお年寄りが入れるものでしょ．私はまだ20歳なのに．そんなことを言うなんてひどすぎます．
あとは，治療もせずに歯磨きの仕方を教えて終わり．歯磨きなんて小学校のときに学校で教わったのに絶対，私のことバカにしてるわ．歯医者と医者は仲が悪いから，私に恥をかかせようとしているんだわ．

保健師：わかりました．お口の専門家の歯科衛生士さんが解決してくださるから，一緒にお話しましょう．

DH：こんにちは．歯科衛生士の野場良です．入れ歯のことで何かご相談ですか？

女性：取り外し式の入れ歯ではない治療をしてほしい……

DH：そうですか．では，とりあえずお口の中をみせてください．あぁ，あなたのお口の状態だと固定式は難しいですね．先生の言ったことは間違っていませんよ．

女性：難しくても取り外し式の入れ歯は絶対いやなんです．

DH：そう言われてもねぇ…固定式の義歯を入れたら，う蝕も歯周病もさらにひどくなりますよ．今だってひどい状態なのに，これ以上悪くなったらもっと大変ですよ．

女性：え……ひどい状態．もっとひどくなる？ シシュウビョウ？ え？ 病気?! なに？ わ，わかりません．

DH：D さん，ご自分の口腔内の状態をご存じないのですか？ このままだと歯が全て抜けるくらい大変な状況ですよ．

!POINT
保健師さんの立ち会いは大切です

≪Attention!
取り外し式の入れ歯を作ったほうがいいと歯科医師に言われて，ショックをうけているところに，さらに精神状態を悪化させるようなことを患者さんに言うのは適切ではありません

≪Attention!
患者さんを精神的においつめる言動は控えましょう

女性：歯が抜ける……全て？　え！

ＤＨ：そうですよ．お口の中が汚いので歯茎が病気になっているんです．しかも相当汚いですよ．すでにグラグラしている歯もあるでしょ．放っておくと全部抜けてしまいますよ．歯は二度と生えてこないのは知っていますよね．それこそ全部入れ歯になりますよ．総入れ歯ということね．固定式の入れ歯は歯磨きができない人には無理です，あきらめて取り外し式の入れ歯にしましょう．

女性：そんな……そんなことって．あきらめるだなんてひどすぎる！
（パニック状態）

ＤＨ：事実をお話しただけですよ．そんなに固定式の入れ歯にしたいのであれば，今月中にお口の中をきれいにしてきて下さい．難しいと思いますけどね．

≪ **Attention!**
突き放すようなアドバイスは，患者さんをますます不安にさせるだけです

新人DHのギモンにベテランDHが答えます！

Q：歯科医院で固定式と取り外し式の義歯の説明は受けているはずなのに，もう一度，イチから説明しなくてはいけないでしょうか？　嫌みにならないでしょうか？

A：精神疾患患者に限らず，自分の感情が先走ってしまって，冷静に最初の説明を聞いていないケースはよくあるものです．根気よくていねいな説明が必要でしょう．

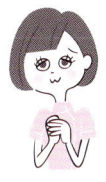

TypeCの場合

保健師：和多毛歯科衛生士，お願いがあります．Ｄさんが歯科医院ですすめられた入れ歯が気に入らないようで，苦情を言いに，まもなくここにいらっしゃいます．対応してください．

ＤＨ：え，Ｄさんが!?　今すぐここに？　困ったわ．私，どう対応していいかわからないわ……
（Ｄさんが到着しました）

ＤＨ：こんにちは．歯科衛生士の和多毛です．よろしくお願いします．なにかお困りなんですね？

女性：取り外し式の入れ歯ではない治療をしてほしい……

ＤＨ：取り外し式の入れ歯ではない治療ですか．う〜ん，大変ですよ．つくるのに時間もかかりますし．

女性：それでもいいんです．取り外し式の入れ歯はいやなんです．それってお年寄りが入れるものでしょ．

DH：え〜と，確かにお年寄りも使っていますね．でも，見た目にはまったくわからないから大丈夫ですよ．

女性：ほら，やっぱりお年寄りが入れる入れ歯じゃないですか．そんなもの私は絶対にいやです．

DH：困りましたねぇ……そうですよね，いやですよね……でも今は若い人も使っているんですけど．固定式だとお金もかかるし……

女性：でも，いやなものは絶対いや！　いや，いや，いや〜！
（号泣）

DH：あぁDさん，泣かないでください．どうしましょう，保健師さん……

≪ Attention！
患者さんは取り外し式の入れ歯＝お年寄りが入れるものと思い込んでいるので，火に油を注ぐようなことを言うのは控えましょう

！POINT
なぜ，患者さんの口の状態では，固定式入れ歯を入れられないか理由がわかるように説明してあげることが必要です

≪ Attention！
固定式の入れ歯を入れることができるように，患者さんに提案をしなければ，進展はまったくありません

新人DHのギモンにベテランDHが答えます！

Q：多くの高齢者が義歯を使っていることや，見た目には自然で義歯かどうかわからないことなど，事実を伝えているのに，ヒステリックに対応されるとどうしていいかわからなくなります……

A：とくに精神疾患を患っている人はこだわりが人一倍強いので，自分の感情が前面に出てしまいます．一番気にされていることはなにか（ここでは，義歯→高齢者が装着するもの→20歳の自分が装着するものではない）を理解し，その悩みを解決するにはどうしたらよいのかを考えてみましょう．

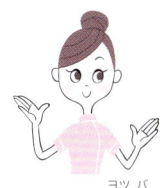

プロフェッショナルの場合

保健師：四葉歯科衛生士，お願いがあります．Dさんが歯科医院ですすめられた入れ歯が気に入らないようで，苦情を言いにここに向かっているそうです．対応してください．

DH：わかりました．必ず保健師さんも立ち会ってくださいね．また，Dさんの既往を簡単に教えてください．そして，精神科医と歯科医師にも連絡をとって，状況を把握して教えてください．

（そうこうしているうちに，Dさんが保健師のところに突撃してきました）

女性：歯医者さんが取り外しができる入れ歯をつくると言いました．入れ歯は年寄りが入れるものでしょ．ひどい，ひどすぎる．

保健師：お口の専門家の歯科衛生士さんに相談しましょうね．

女性：担当医師が私の願いをわかってくれて，歯医者さんに行くことをすすめてくれたので，歯医者さんに行ってきたんです．そしたら，つながった入れ歯ではなく，取り外し式の入れ歯にしたらいいでしょうと言われたんです．取り外し式の入れ歯なんて年寄りが入れるものでしょ．私はまだ20歳なのにそんなことを言うなんてひどいです．あとは，治療もせずに歯磨きの仕方を教えて終わり．歯磨きの仕方くらい小学校のときに学校で教わりました．歯医者と医者は仲が悪いから，私に恥をかかせようとしているに違いないわ．

保健師：わかりました．歯科衛生士さんに解決方法を一緒に考えてもらいましょう．

DH：こんにちは．歯科衛生士の四葉です．よろしくお願いいたします．入れ歯のことで，ご要望があるとのことですが，どうしたいのですか？

女性：取り外し式の入れ歯ではない治療をしてほしい……

DH：おおよその内容は，保健師さんから伺いました．取り外し式の入れ歯は絶対いやなのですか？

女性：絶対いやです．

DH：そうですか．取り外し式の入れ歯はお年寄りが入れるものとお考えなのですよね．実際は，若い方もたくさん使っていらっしゃいますよ．そして，固定式の入れ歯には，一つ条件があり

！POINT
入れ歯をつくることに対する不満ですが，ここでは精神科医にも連絡を入れましょう

≪ Attention!
歯医者と医者の仲が悪いと勝手に妄想していますが，精神疾患者にはよくあることです

！POINT
意志確認をはっきりとることが重要です

ます．あなたのお口の中を常にきれいにしている必要があります．取り外し式の入れ歯は，外せば誰でも簡単に磨くことができますが，固定式はずっと口の中に入れっぱなしなので，自分でかなり努力しないと口の中がきれいにならないのですよ．これ以上，汚れがひどくなると，むし歯や歯周病がひどくなって，歯がどんどん抜けてしまいます．今の状態では，入れ歯を固定する歯が汚れっぱなしになるので，固定式の入れ歯は難しいと歯科医師の先生が判断したのでしょう．わかりますか？

女性：はい，わかります．では，口の中がきれいになれば，固定式を入れられるのですか？

DH：そのとおりです．きれいになったら固定式の入れ歯を入れていただけるように，先生にお願いすることもできますが．

女性：本当ですか？

DH：本当ですよ，ね，保健師さん．

女性：どのようにすればきれいになりますか？

DH：小学校で習ったとおりに毎日やっていたら，成果が出ますよ．お口がきれいになったら，固定式の入れ歯をつくる治療に入りますが，取り外し式の入れ歯よりも治療時間がかかります．それでもいいですか？

女性：はい．

DH：では，まず今月中にきれいにして，来月もう一度歯医者さんに行ってみてくださいね．私もお手伝いしますから．

（3週間後，保健師が確認したところきれいになっていました）

DH：Dさん，よくがんばりましたね．あとは，専門家にきれいにしてもらったうえで，固定式入れ歯の治療に入りますよ．この前も話しましたが，この治療は取り外し式の入れ歯より時間がかかりますが，大丈夫ですね？

女性：はい，がんばります．

（7カ月後，治療が終了しました．Dさんはとても満足している様子です．その後も担当保健師とDHは情報交換をしています）

> !POINT
> 口腔清掃不良だとなぜいけないのかという理由をはっきり説明することが必要です

> !POINT
> 患者さんが一番信頼している保健師さんにも聞いてもらい，患者さんを安心させるとよいでしょう

> ≪ Attention!
> 患者さんに負担になるようなことも，保健師さんがいる場で事前に説明しておきましょう．あとで話すとトラブルになりかねません

> !POINT
> 患者さんと一緒に頑張る姿勢をみせると，患者さんは安心します

> !POINT
> 再度，患者さんの意志を確認しましょう

新人DHのギモンにベテランDHが答えます！

Q：そもそも義歯を入れたいと思った本当の理由を患者さんに聞かなくてもいいのでしょうか？

A：精神疾患患者はささいなことをきっかけに症状が悪化する（悪い方向へ考える）ことが多々あります．「歯を治したい」「美容室に行きたい」「きれいな服を着たい」という声を発することは，十分によい方向に向かっているといえます．ここで「なぜ？」と込み入った理由を聞くと，「なぜこの人は私がしたいと思っていることに否定的なの？　この人は私の敵だわ」と悲しい妄想を抱くことにもなりかねません．

Q：話し合いの場には精神科医はいなくてもいいのでしょうか？　この件にかかわっている職種が一同に介したほうが，早く解決するのではないでしょうか？

A：精神疾患患者は人とかかわることを苦手とする病気ですから，多くの人がかかわらないほうがよいでしょう．キーパーソンは一人にしましょう．常に患者さんと連絡をとっている保健師を軸にして，他職種がかかわるようにしたほうがうまくいくケースが多いのです．DHも要望があるときだけかかわればよいでしょう．その分，普段からの他職種との情報交換は密に行う必要があります．そして，そのことは患者さんに伝わらないようにすることが肝要です．

Case3 不規則な生活を送っている会社員への対応

登場人物 男性会社員（Eさん，35歳），歯科衛生士（DH）

　会社の歯科健康診査で「むし歯もなく，歯茎の状態も問題ありません．ただ，食事が不規則なので，考え直してみてください」といわれました．どこも悪くないといわれたものの，しばらく前から下顎左側臼歯部に痛みを感じており，心配になってかかりつけ歯科医院にやってきました．

　Eさんは出版社に勤務しており，深夜残業も月に数度あるという多忙な日々を送っています．そのため，真夜中に夕食をとったり，夕食をお菓子だけで済ませたり，スポーツ飲料やアルコールを寝る前に飲んだり，就寝時間もバラバラだったりと，不規則な生活を送っているようです．

　実際は，Eさんは埋伏智歯のため，その部分に歯石がたまりやすく，それが痛みとなっていたようです．

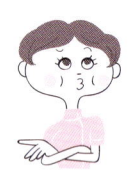

Type Aの場合

会社員：会社の健診では「どこも悪くない」と言われたのですが，だいぶ前から下の左の奥歯がチリチリと痛いんですよ．やっぱりどこか悪いのではないでしょうか？

ＤＨ：そうですか．Eさんは，昨年の定期健診はおいでになりませんでしたね．会社の健診では，ポケット測定はしましたか？

会社員：していないと思います．

ＤＨ：問診ではなにか言われましたか？

会社員：ん～，そういえば，食事のとり方に注意するように言われました．

ＤＨ：夜遅くに高カロリーのものを食べて，歯磨きもしないで，そのまま寝てしまっているとか？

会社員：はい．まぁ……でも，夜遅いのは月に数回で，たいていはちゃんと歯磨きをしていますよ．

ＤＨ：とくにEさんは，親知らずが歯茎の中に埋まっていて，そこに歯石がたまりやすいので，歯磨きしないでいると痛くなるん

《 Attention!
DHが先に答えを出してしまうよりも，患者さんが自分自身をみつめる機会をつくってあげられるようにしないと，後の行動変容に結びつくのが難しいでしょう．どのような生活を送っているのか具体的に聞くところから始めましょう

ですよ．

では，ポケット内をきれいにしておきますね．

会社員：……はい．

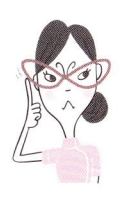

> **!POINT**
> ポケット内のデブリス，プラークを除去することで痛みからは解放されますが，生活習慣を変えなければ，同じことが続きます．生活習慣を変える決意を本人にしてもらえるように支えてあげましょう

Type Bの場合

会社員：会社の健診では「どこも悪くない」と言われたのですが，だいぶ前から左の奥歯がチリチリと痛いんですよ．やっぱりどこか悪いのではないでしょうか？

DH：ふつう，悪いところがなければ痛みは出ませんよ．

会社員：そ，そうですよね……

DH：問診ではなにか注意されませんでしたか？

会社員：あの……食事のとり方について注意されました．

DH：やはりね．私も以前から，毎回のように不規則な生活を改善するように注意していましたよね．しかも，Eさん，去年は定期健診にいらしてませんね．ダメですよ．毎年来てもらわないと．不規則な生活も改善しない，定期健診にも来ないとなると，あなた自身がお困りになるんですよ．

会社員：はぁ．スミマセン．忙しくって，ついつい健診は後回しになってしまって……

DH：歯磨きは毎日きちんとやっていますか？

会社員：はぁ，いつもは歯磨きをしていますけど，しないで寝てしまうことも時々……

DH：歯磨きは毎食後しないと意味ないんですよ．とくにEさんは，埋伏智歯なので，そこに歯石がたまりやすいんですよ．前にもお話しましたけれどね．

会社員：マイフクチシ……ん？

DH：親知らずが歯茎の中に埋もれていることも，以前お話しましたよ．

会社員：そうでしたっけ．

DH：定期健診で，そこの歯石を取り除いているんですよ．昨年，おいでにならなかったし，歯磨きをしっかりされていないので細菌が増殖して歯肉が炎症を起こしているんですよ．

会社員：はぁ．

> **《Attention!**
> 患者さんは不安を抱えながら来院されているのに，さらに不安にさせるような言葉がけは控えましょう

> **《Attention!**
> 定期健診の大切さについても，医療従事者側から強制するのではなく，自ら気がつくことができるように導いてあげることが望ましいでしょう

> **《Attention!**
> 患者さんがわからない専門用語を使うのは控えましょう

DH：では，処置しますね．
（処置が終わりました）

会社員：すっきりしました．痛みもなくなりました．
でも，今まで何度もここで定期健診を受けていますが，きちんと説明してくれなかったですよね．親知らずが歯茎の中に埋もれているというのは知っていましたが，そこに歯石がたまりやすいとは，聞いていませんよ．もっと早く言ってくれれば，こんなことにはならなかったのに．

DH：Eさん，私はこれまで何度も説明してきましたよ．Eさんが聞いていないだけか，忘れているだけです．痛い思いをしないとわからないんですね．これからは，私の指示をちゃんと守ってください．

≪ Attention!
患者さんが聞いていなかったり，忘れていたとしても，否定したり患者さんを責めることは控えましょう

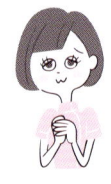

TypeCの場合

会社員：会社の健診では「どこも悪くない」と言われたのですが，だいぶ前から左の奥歯がチリチリと痛いんですよ．やっぱりどこか悪いのではないでしょうか？

DH：心配ですね……痛みがあるということはきっと原因があるのだと思いますよ．

会社員：そうですよね．でも，むし歯はないはずだし……そういえば，問診では食事のとり方を注意するように言われました．

DH：食事のとり方の注意ですか．

会社員：夜遅くに食事をとることについて注意されただけなので，歯には関係ないと思いますけど．

DH：そうですよね．歯磨きは毎日きちんとやっていますか？

会社員：歯磨きですか？　いつもは食後に歯磨きをやるのですが，疲れて遅くなるとやらないときもあります．時々ですけど……

DH：お仕事が忙しそうですものね．毎日，歯磨きをきちんとするのは大変ですよね．でも，Eさんは歯石がたまりやすいので，歯磨きをきちんとしたほうがいいですよ．歯石が痛みの原因になっているのかしら．

会社員：歯石ですか？　でも，歯石は毎年とってもらっていますよ．昨年，健診には来られなかったけど，1回来なかっただけで痛み

≪ Attention!
オウムがえしをするだけではなく，具体的にどのような注意をされたのか聞くように導くことが必要です

≪ Attention!
対象者は夜遅くに食事をすることがなぜ歯の痛みとつながるのかどうかを知りたがっています．質問とは異なる返事でごまかすのは避けましょう．正確な知識が必要です

　　　　が出るんですか？

DH：そうですねぇ．なんとも言えませんが，おそらく歯石だろうと思うんですよね．むし歯がないのであれば．とにかく歯石をとってみましょう．

会社員：はぁ．まぁ，痛みがとれればそれでいいんですけど．ほんとに歯石のせいなんですか？　ほかに悪いところはないんですよね．

DH：えぇ．ほかに悪いところはないと思うのですが……．

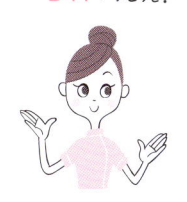

> **Attention!**
> あいまいな答えは患者さんが納得できないうえに不安になるだけです．今後の生活改善にもつながりません

プロフェッショナルの場合

会社員：会社の健診では「どこも悪くない」と言われたのですが，だいぶ前から下の左の奥歯がチリチリと痛いんですよ．やっぱりどこか悪いのではないでしょうか？

DH：そうですね．一見どこも悪くないと言われたことと，これまでの定期健診の資料から，歯石が沈着しやすいので，歯石のせいかもしれませんね．そういえば，昨年の定期健診はおいでになりませんでしたね．会社の健診では，ポケット測定はしましたか？

会社員：会社の歯科健診は，短時間で口の中をざっと見る感じです．ポケット測定はしていないと思います．

DH：健診では，歯や口のことだけでなく，ほかに言われたことはありますか？

会社員：ほかに言われたことですか．あ，そういえば，問診のときに食事のとり方を注意するように言われました．

DH：具体的にどんなことを注意されましたか？

会社員：食事や睡眠の時間が不規則なことを注意されました．仕事が忙しくて，夕食をとるのも22時過ぎてからというのも珍しくないし，24時過ぎると疲れてしまって，食事をしてお風呂にも入らず寝てしまうことも月に2～3回くらいはあります……そんなときには歯磨きもしていません．ふだんはちゃんと歯磨きもするんですけどね．
それと歯の痛みとなにか関係があるのですか？

DH：大いにあるんですよ．Eさんは埋伏智歯といって親知らずが歯

> **POINT**
> 口のトラブルは歯や口の情報だけでは解決できないことも多々ありますので，さまざまな情報収集を心がけましょう

> **POINT**
> 患者さんの生活習慣から歯の痛みの原因をつきとめることが可能です

茎の中に埋もれているので，そこが袋状になっているんです．その袋にカロリーの高い飲料水などを水代わりに摂取して，歯磨きもしないで放置したりしていると，細菌が増えて歯茎に炎症を及ぼします．それがチリチリという痛みになっているのだと思いますよ．

寝しなにカロリーの高い飲食をして，歯磨きせずにすぐに寝るのは，体にはもちろんのこと歯にもよくないと思いませんか？

会社員：当然よくないですね．太るくらいだと思っていましたが，歯にも影響があるとは，まったく知りませんでした．これからは食事にも気をつけてみます．

（ポケット測定をし，デブライドメントをしました）

会社員：すっきりしました．痛みもなくなりました．こんなにすぐに治るとは思ってもいませんでした．歯間ブラシを使うことや歯と歯肉の境目をきれいに清掃する意味がやっとわかりました．自分では，そこまできれいにできません．やっぱり，専門家ってすごいですね．来てよかったです．

ＤＨ：ご理解いただけてよかったです．

会社員：でも，今まで何度もここで定期健診を受けていましたが，きちんと説明してくれなかったですよね．親知らずが歯茎の中に埋もれていることは知っていましたが，そこに歯石がたまりやすいとは聞いていませんよ．説明してくれていたら，こんなことにはならなかったのに……

ＤＨ：これまでも説明してきたつもりだったのですが……うまく説明ができていなくて申し訳ありません．でも，今回ご理解いただけてよかったです．

《 Attention！
正しい情報をわかりやすい言葉で伝えてあげましょう

《 Attention！
こちらから強制するのではなく，相手自身に納得してもらえるほうが行動変容を起こしやすいでしょう

！POINT
患者さんは痛みや不具合が出て初めて，ＤＨのアドバイスに気がつくものです．これまで聞く耳をもたなかった患者さんへの不満は我慢して，理解いただけたことを素直に喜びましょう

新人DHのギモンにベテランDHが答えます！

Q：ポケット測定といって患者さんは理解できるものでしょうか．説明はいりませんか？
A：初診ではないので，かかりつけ医で定期健診をしていれば，ポケット測定，歯石とはどういうものくらいは説明されているでしょうから，あえて説明はいらないでしょう．しかし，患者さんとの会話をしているなかで，わからなそうな表情をしたら，その場でていねいに説明してあげましょう．

Q：過去に説明しているにもかかわらず，患者さんからきちんと説明がなかったことを指摘され，正直，不快になりました．どのような返答をするのがよいのでしょうか？
A：そのようなことはよくあることです．痛みがないときには，自分とは関係ないことだと聞き流している人がほとんどです．患者さんの「聞きたい」「知りたい」「理解したい」というタイミングを見逃さないようにしましょう．そして，あまり気にせず，今回理解してくださったことの喜びを伝えましょう．

Case4 在宅訪問での対応

登場人物 男性（Fさん，50歳），妻，歯科衛生士（DH）

　1年前に脳梗塞を起こして，今は自宅に戻っています．脳神経外科病院の医師から，退院時に「摂食の基本に注意していれば食事はできます」という報告は受けていますが，リハビリテーションを中止してしまったため，摂食嚥下機能が低下しています．この状態での水分摂取は難しいとは知らずに，エネルギー摂取のためにと，毎食後に妻がスポーツ飲料350ccを夫に飲ませていました．飲ませた直後から胸部（Fさんと妻は胃だと思っている）に激痛が走り，七転八倒の苦しみが続くため，なんとかしてほしいと訪問看護ステーションを通じて歯科衛生士に連絡が入りました．摂食嚥下機能が低下したために，水分のほとんどが，胃にはいかず肺に入っていたことで痛みがあったのです．

　また，妻は勉強熱心で軟食の勉強もよくしているという情報も訪問看護師から聞きました．
　歯科医師と一緒に依頼のあったお宅を訪問しました．

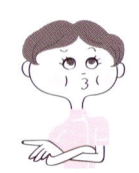

Type Aの場合

DH：こんにちは．華丸歯科医院です．訪問看護ステーションからの依頼で伺いました．今日はよろしくお願いいたします．
　　さっそくですが，食後に胃が痛いということですが，何を召し上がっているんですか？

妻：食事はいつも軟食にしています．食事の最後に水分補給にと思って，このスポーツ飲料を350cc飲ませています．飲ませた直後から，胃のあたりに激痛が走るようで，七転八倒の苦しみが続くんです．

DH：そうですか．
　　（歯科医師による検診が終わり，歯科医師からDHに指示が入りました）

DH：先生の指示をお伝えします．
　　機能が落ちているので回復のためにリハビリテーションを継続してください．もし，スポーツ飲料を飲ませたければ，トロミをつけてください．あと，軟食ばかりでは，いつまでたっても

≪ Attention！
食事の際に困っていると訪問看護ステーションから聞いていますが，食事のことだけではなく，対象者の一日のスケジュール，生活習慣なども情報収集しましょう

機能は回復しませんから工夫してくださいね．

妻：トロミですか．わかりました．でも，機能回復とはどこの機能のことなのでしょうか．

DH：当然食べたり飲んだりする機能です．機能が回復すれば，痛みもなくなりますよ．

妻：そうですか．軟食もダメですか……軟食の勉強をけっこうしてきたのに意味なかったわけですね．工夫っていったいなにをどのようにすればいいのでしょうか……

DH：ですから，噛みごたえのあるものを出すようにしてください．いつまでたっても回復しませんよ．あなたの工夫次第でなんとでもなりますよ．

妻：そうですか……．

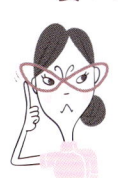

> **Attention!**
> 対象者は専門家ではありませんので，基本的な知識を知らなかったりわからなかったりするのは当然のことです

> **POINT**
> 先生からの指示をそのまま伝えるのではなく，機能回復することで，なぜ痛みがなくなるのか，痛みの原因はなんなのか，対象者や家族にわかりやすいようにていねいに解説してあげましょう

> **Attention!**
> 軟食をつくる勉強をしてきたこれまでの努力を評価するような声かけをしましょう．これでは，今後のモチベーションが上がりません

Type B の場合

DH：こんにちは．華丸歯科医院です．訪問看護ステーションからの依頼で伺いました．今日はよろしくお願いいたします．
さっそくですが，ご依頼の件を確認させていただきます．一日のスケジュールと食事をしたときの問題を具体的にお話していただけますか？

妻：退院して半年間リハビリテーションをしていましたが，通うのが大変なのでやめてしまいました．やめて2カ月になります．それから，昼間寝て，夜起きているようになってしまって困っています．食事はベッドの上でしています．食事はいつも軟食にしています．食事の最後に水分補給にと，このスポーツ飲料を350cc飲ませています．飲ませた直後から胃のあたりに激痛が走るようで，七転八倒の苦しみが続くんです……見ているのが辛くて……

DH：なるほど，そうですか．
（歯科医師による検診が終わり，歯科医師からDHに指示が入りました）

DH：先生の指示をお伝えします．
摂食嚥下機能が低下しています．機能回復のためにリハビリテーションを継続してください．もし，スポーツ飲料を飲ませたいのであれば，トロミをつけてください．

> **POINT**
> 対象者ともどもたいへんな状況を察し，いたわりの言葉がけをしてあげるとよいでしょう

> **Attention!**
> 専門用語の使用は控えましょう

妻：セッショク……キノウ？

ＤＨ：食べたり，飲んだりする機能のことです．

妻：はぁ……あの……リハビリテーションも大変なのですが．

ＤＨ：摂食嚥下機能が落ちているために，摂取した水分のほとんどが肺に入ってしまって，呼吸困難になっているのです．奥さん，みてたらわかるでしょ．胃ではなくて肺の痛みです．リハビリテーションをしなければ，このまま痛みが続きますよ．

> **≪ Attention!**
> 十分に苦しんでいるのに，追いつめるような言いまわしは対象者や家族のモチベーションが下がります

妻：胃ではなく肺だったんですね．痛みが続くのは困ります．リハビリテーションを継続してみます．食事も軟食とトロミをつけた食事を準備するようにします．

ＤＨ：それだけでは当然ダメですよ．先ほども言いましたが，機能を回復させる必要がありますので．

妻：え？

ＤＨ：軟食だけだといつまでたっても機能が回復しないでしょ．具材をだんだん大きくしたり，ゆで加減をだんだん硬くしたり，工夫して下さい．素材を生かしたお料理も加えてください．

妻：あ，はい．軟食だけではダメだったんですね．軟食をつくるために勉強してきたのに……

> **≪ Attention!**
> これまで努力してきたことをねぎらえるＤＨになってほしいものです

ＤＨ：では，食事のことは解決しましたね．失礼します．

妻：あのぉ……

ＤＨ：まだなにか？

妻：はぁ，歯科衛生士さんに伺うのもなんですが，夜，寝ないのはどうすれば……

ＤＨ：それは，日中に十分リハビリテーションをすれば，適度に疲れますから，自然に夜，眠れるようになるはずですよ．いいですか？

妻：あ，はい，おっしゃるとおりです．

> **≪ Attention!**
> 対象者は毎日，不安と疲労のなかで闘っています．冷静に考えれば単純に理解できることでも，ときには自分のなかで解決できないこともあるでしょう．いつでも思いやりをもって対応することが大切です

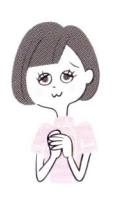

Type C の場合

DH：こんにちは．華丸歯科医院です．訪問看護ステーションからの依頼で伺いました．今日はよろしくお願いいたします．どうされましたか？

妻：退院して半年間リハビリテーションをしていましたが，通うのが大変なのでやめてしまいました．やめて2カ月になります．それから，昼間寝て，夜起きているようになってしまって困っています．食事はベッドの上でしています．食事はいつも軟食にしています．食事の最後に水分補給にと，このスポーツ飲料を350cc飲ませています．飲ませた直後から胃のあたりに激痛が走るようで，七転八倒の苦しみが続くんです……見ているのが辛くて……

DH：それは辛いですね．先生からはリハビリテーションを継続するように言われました．リハビリテーションをすることで痛みもなくなるとのことです．

M：そうなんですか．痛みがなくなるんですか？　でも，リハビリテーションに通うのは大変なのですが……やはり継続したほうがいいのでしょうか？

DH：大変ですよね．でも，リハビリテーションは継続したほうがいいと思いますよ．

妻：リハビリテーションに通えば，痛みはなくなるのでしょうか？

DH：ええ．おそらく……

妻：はぁ，そうですか．

DH：リハビリテーションに通うのはご主人様も奥様も大変だと思いますが，がんばってくださいね．

妻：ほかに機能が回復する方法はないのでしょうか？

DH：ほかの方法……ですか．リハビリテーションくらいしか思いつかないのですが……．

妻：そうですか．わかりました．

!POINT
なぜ，リハビリテーションが必要なのか根拠となることを解説してあげないと，対象者は納得できないはずです

Attention！
曖昧な答えでは対象者のモチベーションは上がりません

!POINT
対象者からの質問を待っているのではなく，自ら提案できる知識と配慮をもちあわせましょう

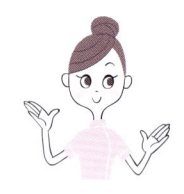

プロフェッショナルの場合

DH：こんにちは．華丸歯科医院です．訪問看護ステーションからの依頼で伺いました．歯科医師の華丸と私は歯科衛生士の四葉です．今日はよろしくお願いいたします．
　　さっそくですが，お困りの内容はなんでしょうか？　一日のスケジュールと食事をしたときの問題を具体的にお話していただけますか？

妻：退院して半年間リハビリテーションをしていましたが，通うのが大変なのでやめてしまいました．やめて2カ月になります．それから，昼間寝て，夜起きているようになってしまって困っています．食事はベッド上でしています．食事はいつも軟食にしています．食事の最後に水分補給にと，このスポーツ飲料を350cc飲ませています．飲ませた直後から，胃のあたりに激痛が走るようで，七転八倒の苦しみが続くんです……見ているのが辛くて……

（歯科医師による検診が終わり，歯科医師からDHに指示が入りました）

DH：先生の指示をお伝えします．まず，リハビリテーションを継続することです．退院当時より，食べたり飲んだりする力が落ちています．そのために，本来，食道に入るはずの水が，上手にゴックンできずに，ほとんどが肺に入ってしまってひどい痛みになっているのです．スポーツ飲料を飲ませたいのであれば，トロミをつけてください．食事をする姿勢も大事ですし，リハビリテーションをすれば，体全体の働きが回復してスポーツ飲料もトロミをつけずに飲めるようになりますよ．
　　奥様はお料理が上手でよくなさっていると訪問看護師から聞いています．

妻：あ，はい．上手かどうかはわかりませんが，軟食など自分なりにがんばっています．

DH：それはすばらしいですね！　ただ，軟食だけでは，栄養はとれても，機能回復には効果はありません．素材の質を生かしたメニューをつくることで，機能の回復もアップすると思います．それと，昼間は寝ないようにしたいので，ベッドから離れるこ

!POINT
必ず名前を名乗って挨拶をするようにしましょう

!POINT
食事の際に困っていると訪問看護ステーションから聞いていますが，食事だけではなく，対象者の一日のスケジュール，生活習慣なども情報収集しましょう
また，開かれた質問で尋ねると，相手は話しやすいでしょう

!POINT
誰もがわかるように具体的に説明してあげることが大切です

!POINT
対象者本人だけでなく，看護・介護している周囲の人の特徴や情報も把握しておきましょう．妻のやる気を引き起こすことができます

!POINT
軟食がよくないという言い方ではなく，軟食のよい点と悪い点を教えてあげましょう

とをおすすめします．ベッドから離れることがリハビリテーションにもなりますし，昼間寝てしまうと，夜眠くならないのは当然ですよね．
この説明でご理解いただけましたでしょうか？

妻：はい，よくわかりました！　そういうことだったんですね．まったく認識不足でした．食べやすい軟食のことばかり勉強していました．リハビリテーションをやめたことで，食べたり飲んだりする力が落ちていたとは……リハビリテーションが大事であることがよくわかりました．リハビリテーションをまた始めようと思います．

（1カ月後，再び訪問看護ステーションから依頼が入り，DHが訪問しました）

妻：あれから口腔機能の訓練と嚥下のリハビリテーションを熱心にしています．軟食だけでなく，歯科衛生士さんが教えてくださったように食事の内容も変えたら，歯茎の腫れもなくなりました．食べられることで元気になったのか，体のリハビリテーションにも積極的に取り組むようになりました．そのおかげで，夜もぐっすり眠るようになりました．
本当は食事のことは栄養士さんに伺ったほうがいいと思っていたのですが，歯科衛生士さんは口や体の働きのことまで教えて下さったので助かりました！1カ月でこれほど変わるんですね．本当にありがとうございました．

DH：こちらこそ努力していただけると勇気をいただけます．ありがとうございました．
（Fさんだけでなく，奥様も明るく生き生きとした表情になっているのがわかります．何度もありがとうございましたと頭を下げられました．DHとして最高に幸せな瞬間です）

!POINT
水分摂取をした後の苦しみの原因と改善策，夜寝ないことの原因と改善策をわかりやすくていねいに解説してあげましょう

!POINT
気持ちの共有が大切です

新人DHのギモンにベテランDHが答えます！

Q：言語聴覚士が勉強するような「摂食嚥下」に関する深い知識まで，DHに必要なのでしょうか？

A：「摂食・咀嚼・嚥下」機能については，歯科分野のほうが専門家です．「発語・構音」などについては，言語聴覚士の専門分野といえるでしょう．在宅では，いろいろな職種が訪問していることが珍しくありません．ほかの職種の分野の勉強こそ連携の仕事には必要です．今後も高齢者が増加するため，ますます訪問歯科診療・訪問保健指導のニーズは増えてきます．ご家族はよく勉強している人が多いので，質問に対して的確に答えられるだけの知識や技術を身につけていることが必須です．在宅訪問の依頼をされたら，多職種の人と連携し，療養者や家族から「来ていただいてよかった」という成果を出せることが，専門職の役割といえるでしょう．

Case5 がん治療中の患者への対応

登場人物 患者さん（Gさん，50歳），妻，歯科衛生士（DH）

　大腸がんを患い，抗がん剤治療を行っているGさん．今は自宅で療養中です．口腔内の清掃状態は悪く，抗がん剤治療を始めてから，副作用で歯肉は腫脹し，出血も伴い，口臭も悪化しました．水でうがいもできないほど痛みを感じるようになり，がん拠点病院から口腔に現れた問題を解決してほしいと歯科医院に依頼がありました．がん拠点病院の依頼状を持参して，妻と一緒に来院してきました．

　Gさんは，「歯肉炎のため歯頸部に出血，口唇・軟口蓋の粘膜炎，舌苔の付着，口臭」と歯科医師より診断されました．

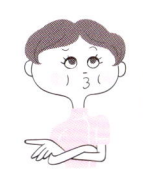

Type Aの場合

妻：先日予約したGです．よろしくお願いします．
DH：お口の中を拝見させていただきます．
妻：痛くて口を開けるのも大変みたいです．出血もします．
DH：痛いでしょうが口を開けて下さいね．
　　（患者さんは痛みを我慢して口を開けました）
DH：歯茎がひどい炎症を起こしていますね．
妻：今は痛くて食事もできないし，話をするのも辛いみたいで．
DH：そうですか．歯磨きやうがいもしていないでしょ．
妻：水もしみて痛いみたいなんです．
DH：そうですか．では，麻酔薬の入ったうがい薬で痛みを抑えてから，生理食塩水できれいにするしかないですね．どうですか？
患者：（うがいをして首を縦に振りました）
DH：大丈夫でしょ．では，これからはこの方法でお口をきれいにしてくださいね．お口の中を清潔にしないと余計に細菌が発生して痛みがさらに増しますよ．痛みが落ち着いてきたらブラッシングもしっかりやってくださいね．わかりましたか？
患者：（不安そうな表情のまま，もう1度首を縦に振りました）

≪ Attention！
患者さんは痛くて口を開けるのも辛い状況ですから，それでも口を開けてくれたことに感謝することを忘れず，いたわりの言葉をかけてあげましょう

≪ Attention！
闘病生活を送っているだけで精神的負担は大きいのですから，さらに患者さんを攻めるような言葉は控えましょう

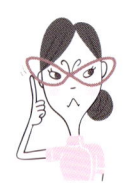

Type B の場合

妻：先日予約した G です．よろしくお願いします．

DH：これからお口の中を拝見させていただきます．お口を開けてください．

妻：痛くて口を開けるのも大変みたいです．出血もします．

DH：お口の中を見ないと，治療できません．我慢してください．

患者：……（患者は抵抗して口を開けません）

DH：開けないと痛みを和らげることもできないんですよ．治したいでしょ？

患者：ううっ……（と，しぶしぶ口を開けました）

DH：ああ，ひどく汚れていますね．痛いのは当然ですよ．歯肉が炎症を起こしているので，出血もします．毎日，歯磨きしていませんね．

患者：……

妻：あ，あの，以前は歯磨きもちょっとはしていたんですが，今は痛いようでなにもできないんです．

DH：でも，きれいにしないと細菌が増殖して，痛みが増すんですよ．抗がん剤の副作用で歯肉も腫脹しやすいし，ふだんより余計に清潔にしておかなくちゃいけないんです．病院で指導があったはずですけど．

患者：…….

妻：はぁ，そうなんですか……知りませんでした．

DH：もっと早くに相談してくださればこんなひどい状態にならなかったのに．

妻：はぁ……スミマセン．

DH：麻酔薬の入った含嗽剤でうがいをしてから，生理食塩水できれいにしてください．

妻：麻酔薬ですか？

DH：そう，麻酔薬で痛みを抑えてからじゃないとふつうにうがいもできないでしょ．落ち着いてきたら，しっかり歯磨きもしてくださいね．

妻：あ，はい．

!POINT
患者さんの痛みをわかり，いたわりの言葉をかけてあげることで，患者さんはもう少し抵抗なく口を開けてくれるのではないでしょうか

Attention!
がんと闘っている患者さんに，つきはなすような言葉がけはさらにナーバスになってしまうことになりかねません

Attention!
専門用語の使用は控えましょう

Attention!
クライエントから謝罪の言葉を出させるような対話はいかがなものでしょう？クライエントは困って，苦しみから解放してほしいという思いで，ここに来ているということを忘れないようにしましょう

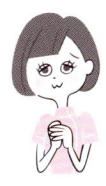

Type C の場合

妻：先日予約した G です．よろしくお願いします．

DH：お口の中を拝見させていただきます．お口は開けられますか？

妻：痛くて口を開けるのも大変みたいです．出血もします．

DH：出血もするとなると相当痛いのでしょうねぇ．でも，お口の中を見せていただかないと……

患者：はい．いたたた

妻：今は痛くて食事もできないし，話をするのも辛いようで．

DH：そうなんですか．それほど痛みがあるとは辛いでしょうね．お口の中を拝見させていただきました．ずいぶん汚れていますし，歯茎も腫れているので，痛みも出血も起こるのだと思いますよ．

妻：歯茎が腫れているのはどうしてですか？

DH：そうですねぇ．お口の中で細菌が増えていることも考えられますし，確か，抗がん剤の副作用もあったような……

妻：抗がん剤の副作用ですか？

DH：とにかくまずはお口をきれいにすることでしょう．大変でしょうが水でうがいはできますか？

患者：（首を横に振る）

DH：水もしみますか．では，生理食塩水ではどうでしょう？

患者：うっ……（といって顔をしかめる）

DH：これもしみますか．困りましたねぇ．

妻：歯科衛生士さん，なんとか痛みをとってあげてください．

DH：痛みをとってさしあげたいのはやまやまなのですが……痛みをとるにはお口の中をきれいにすることが必要で，うがいもできないとなると，どうしましょう……

≪ Attention！
曖昧な知識を患者さんに伝えるのはやめましょう．DH は歯科関連の薬の知識だけでなく，全身に関連する薬や病気の知識も必要です

≪ Attention！
口腔内を清潔にすることは DH が専門家です．それもできないのは勉強不足以外のなにものでもありません

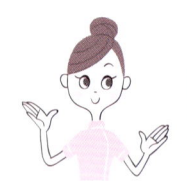

プロフェッショナルの場合

妻：先日予約したGです．よろしくお願いします．
　　（DHは，依頼状にある治療内容と患者さんの現状を対応前に把握している）

　　（歯科医師が口腔診査，診断をした後，DHに口腔ケアの指示をする）

DH：お口の中を拝見させていただきます．お口は開けられますか？

妻：痛くて口を開けるのも大変みたいです．出血もします．

DH：痛いのに開けてもらわないといけないなんてごめんなさいね．
　　これから痛みをやわらげますからね．
　　奥様もご一緒にどうぞ．ご主人の様子はどうでしょうか？

妻：今は痛みで食事もできないし，話をするのも辛いようで．

DH：痛みがあるのもお辛いでしょうし，さらに，食事もできない，話もできないとなると，苦しいでしょうね．
　　抗がん剤治療をする前は，歯を磨いたり，うがいをしたり，お口のお掃除はしていたのでしょうか．

患者：（首を横に振り，奥さんに説明するよう目配せをする）

妻：お酒を飲んで帰ってきたときは歯を磨くこともなかったです．週に2日か3日は歯ブラシを使って歯を磨いていました．

DH：なるほど．お忙しいと毎日ブラッシングをするのは大変ですからね．でも，抗がん剤などお薬の副作用などで歯茎が腫れやすくなったり，お口の中に変化が出てきますので，とくに今の状況では，お口を常に清潔にしていることが大切なんですよ．
　　痛み止めの入ったうがい薬を処方されていませんか？

患者：（首をかしげる）

妻：これでしょうか？

DH：そうそうこれですよ．この痛み止めの入ったうがい薬を使いましょう．最初は，ブクブクうがいまでしなくて大丈夫ですよ．口の中全体にうがい薬をゆき渡らせるようにしてみて下さい．どうですか？

患者：（驚いたように何度もうなずく）

!POINT
事前に資料に目を通し，状態を把握しておきましょう

!POINT
病気を抱えた患者さんには家族の協力も大切です

!POINT
患者さんの辛い状況を共有する気持ちをもちましょう

!POINT
うがいの方法も具体的に指示を出してあげましょう．口腔粘膜炎のある患者さんへの対応をマスターしましょう

DH：麻酔薬の入ったうがい薬でうがいをしていただき，痛みを抑えてから，お口をきれいにしましょう．痛くないですか．大丈夫ですか．
はい終わりました．いかがでしょうか．がんばりましたね．

患者：スッキリしました．
（ようやく声が出せるようになる）

妻：まぁ！　1回でこんなにきれいになるなんて！　よかったです．ありがとうございます．

DH：ブラッシングはできなくても，このように口の中を清潔にすることが大切です．それでも痛みが出ましたら，このうがい薬を使ってうがいをしてみてください．
来週もう一度いらしてくださいね．今の状況が改善していたら，歯の周りをさらにきれいにしましょう．それまで自分で対応できないようでしたら，またご連絡ください．奥様もご覧になった内容を覚えていただき，ご主人に協力してあげてください．

患者・妻：ありがとうございました．安心しました．
（何度も頭を下げる）

> **!POINT**
> 一つひとつ確認しながら対応して，患者さんに痛みや負担が少ない方法をさがしてあげましょう．また，具体的にうがいの仕方を手鏡で見せながら実施するとよいでしょう

> **!POINT**
> 具体的にがん患者さんの症状に対応した口腔ケアを実施することが重要です

> **《 Attention！**
> うがい一つについても，がん患者さんへの対応は慎重に扱う必要があります

新人DHのギモンにベテランDHが答えます！

Q：医師や看護師が勉強するような「がん」に関する深い知識まで，DHに必要なのでしょうか？

A：今や女性は3人に一人，男性は2人に一人が罹患するともいわれています．治療方法まで知る必要はありませんが，医師と看護師の会話を理解できるだけの知識は必要です．今は研究が進み，治療方法も複雑になり，ほとんどの患者さんは，放射線療法や抗がん剤治療を行っています．そのため，在宅で療養している人も多いので，口腔内に現れる抗がん剤の副作用や対処法を理解することは，誤嚥性肺炎などの合併症を引き起こさないためにも，とても重要なことといえるでしょう．

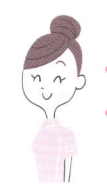

Case 6 義歯使用者への対応

登場人物 女性（Hさん，80歳），歯科衛生士（DH）

　地域包括支援センターが主体となって，ある会場で介護予防の対象者20人を集めて，介護予防教室（5回シリーズ）が開催されました．テーマは"口腔機能の向上"．歯科衛生士が講師となり，口腔機能を向上させるための「お口の健康体操」を全員で行っているときに，Hさんの上顎義歯が外れて，口から飛び出してきました．

　60歳代のときにつくった義歯のため，食べたり，話したりするとすぐに外れてしまうほど，合わなくなっています．介護予防教室が終わってから，歯科衛生士が新しい義歯をつくったほうがよいことを女性に提案しますが，この義歯をつくってくれた信頼できる歯科医師が他界してしまい，ほかの歯科医院に行くことに抵抗があるようで，つくり替える気はまったくありません．

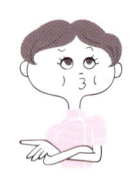

Type Aの場合

DH：ご紹介に預かりました華丸歯科医院の佐蔵です．これから体験をしていただきながら，より元気になっていただけるポイントをお示しいたしますので，楽しみながら挑戦して下さい．
（介護予防教室を行っている最中……）

女性：わ！　大変！
（女性の上顎の入れ歯が外れて飛んでいってしまいました）

DH：あら，大変．後ほど個別で相談しましょう．
（大変盛り上がった介護予防教室は終了し，女性と面談しました）

DH：壊れたら食べられなくなるところでしたね．

女性：食べているときは外しているから問題ないよ．

DH：え，それはよくないです．入れ歯を新しくつくりましょう．今もGさんに合わないから，飛んでしまったんですよ．

女性：つくらなくていいです．大丈夫．この入れ歯よりいい入れ歯はないから．

DH：合ってないから外れて飛んでしまうし，食べられない入れ歯なんだからよくないでしょ．保険で新しいのをつくれますよ．

!POINT 新しくつくる提案だけでなく，今のものを修理することも提案してあげましょう

!POINT 対象者は，なぜ使いにくい入れ歯に思い入れがあるのか，相手の背景を考えてあげられるDHになりましょう

女性：必要ないね．これをつくってくれた先生はもう亡くなっているからつくれないし．

DH：でも，ほかにも先生はたくさんいらっしゃいますよ．

女性：いらないものはいらないよ．

（2週間後の介護予防教室3回目，直接摂食嚥下訓練の体験実習中）

女性：みんななんでも食べてる，私は食べられない．

DH：入れ歯が合ってないからですよ．すぐにつくりにいったほうがいいですよ．

女性：でもねぇ．同じようにつくってくれる先生なんていないよ．

DH：どの先生でも上手につくれますから大丈夫ですよ．では，また次回に．

女性：……

> **Attention!**
> このDHは義歯を新たにつくる提案しかしていません．信頼していた歯科医師が他界して，悲しんでいる対象者の思いを感じてあげられるようなDHになってほしいものです

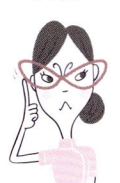

Type Bの場合

DH：ご紹介に預かりました華丸歯科医院の野場良です．これから体験をしていただきながら，より元気になっていただけるポイントをお示しいたしますので，楽しみながら挑戦して下さい．

（介護予防教室を行っている最中……）

女性：わ！　大変！

（女性の上顎の入れ歯が外れて飛んでいってしまいました）

DH：あら，大変．後ほど個別で相談しましょう．

（大変盛りあがった介護教室は終了し，女性と面談しました）

DH：Gさん，合わない入れ歯では，食べられないのはもちろんですし，口から飛ぶのも当然ですよ．会話だって思うようにできないんじゃないですか？　すぐに新しい入れ歯をつくりましょう．

女性：すぐにって言っても……この入れ歯よりいい入れ歯なんてないです．

DH：そんなことないでしょ．さっき，実際に入れ歯が飛んでいったでしょう？　入れ歯がGさんに適合していないから，簡単に外れてしまうんですよ．

女性：ん……でも，これをつくってくれた先生はもう亡くなってしまったし．

> **Attention!**
> 対象者が気にしているようなことをたたみかけるような話し方は控えましょう

DH：入れ歯を上手につくってくださる先生はたくさんいらっしゃるから大丈夫ですよ．

女性：これ以上のものは誰にもつくれませんよ．これで充分です．

DH：そうですか．私の歯ではないので，なんとも言えませんが，あなたが決めることです．では，さようなら．

> **Attention!**
> さじを投げてはいけません．まして対象者とは初めての対談です．行動変容を起こすには時間がかかるものです

（2週間後の介護予防教室3回目，直接摂食嚥下訓練の体験実習中）

女性：みんななんでも食べてる，私は食べられない．

DH：ですから，入れ歯を新しくつくればなんでも食べられるんですよ．この前も言ったでしょ．一刻も早くつくりましょう．

> **Attention!**
> 怒りたくなる気持ちはわかりますが，辛抱強く対応しましょう

女性：この入れ歯と同じようにつくってくれる先生にお願いしたい．

DH：どの先生でもあなたに合うものをつくってくれますよ．

女性：どうだか……

DH：調べたら，その先生の息子さんも歯科医師のようですので，息子さんにつくっていただいたらいかがですか？ 電車に乗っていかなければいけませんけどね．

女性：遠いなぁ……

DH：でしたら，あきらめて，近くの歯科医院にしてください．では，また．

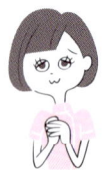

TypeCの場合

DH：ご紹介に預かりました華丸歯科医院の和多毛です．これから体験をしていただきながら，より元気になっていただけるポイントをお示しいたしますので，楽しみながら挑戦して下さい．

（介護予防教室を行っている最中……）

女性：わ！ 大変！

（女性の上顎の入れ歯が外れて飛んでいってしまいました）

DH：あら，大変．後ほど個別で相談しましょう．

（大変盛りあがった介護教室は終了し，女性と面談しました）

DH：壊れなくてよかったですね．壊れたら，ご飯も食べられなくなっちゃいますものね．

女性：食べているときは外しているから問題ないよ．

DH：え！ そうなんですか？ まぁ，入れ歯を外していても問題なく食べられるのであれば，いいかもしれませんが……でも，新

しい入れ歯をつくったほうがいいと思いますよ．
女性：必要ないです．
ＤＨ：必要ないですか？　私は必要だと思うのですが……新しくつくったほうがいいと思いますよ．
女性：でも，この入れ歯をつくってくれた先生はもう亡くなってしまったんです．
ＤＨ：そうでしたか．それは，寂しいですね．
女性：そうです．これ以上のものをつくれる先生はいません．これで充分です．
ＤＨ：そうですか．では，お元気で，またお会いしましょう．

（２週間後の介護予防教室３回目，直接摂食嚥下訓練の体験実習中）

女性：みんななんでも食べられるのに，私は食べられない．
ＤＨ：みなさんと同じように楽しく食べたいですよね．新しく入れ歯をつくれば，なんでも食べられるようになりますよ．
女性：この入れ歯と同じようにつくってくれる先生にお願いしたい．
ＤＨ：同じようにつくれる先生ですか．難しいですねぇ……
女性：ほら，やっぱりいないよ．
ＤＨ：その先生以外は嫌なのですね．困りましたね……

!POINT
なぜ新しい入れ歯が必要なのか，理由を教えてあげないと対象者は新たなことに踏み出せません

Attention!
感情に焦点をあてるばかりではなく，対象者が行動変容を起こせるように知識や情報をもち，提案できるＤＨでなくてはいけません

プロフェッショナルの場合

ＤＨ：ご紹介に預かりました華丸歯科医院の四葉です．これから体験をしていただきながら，より元気になっていただけるポイントをお示しいたしますので，楽しみながら挑戦してみてくださいね．

（介護予防教室を行っている最中……）

女性：わ！　大変！
（女性の上顎の入れ歯が外れて飛んでいってしまいました）
ＤＨ：お見事，一生懸命この授業に参加した成果ですね．後ほど個別でお話をしましょう．

（大変盛り上がった介護予防教室は終了し，女性と面談しました）

ＤＨ：壊れなくてよかったですね．ちなみになんでも食べられていますか？
女性：食べているときは外しているから問題ないよ．

!POINT
たくさんの人が参加しているので，大騒ぎしないようにしましょう

（どうりで，この女性が介護予防教室のプログラムに入っている歌をみんなと一緒に歌っていなかったわけだと納得しました）

DH：あらあら，どうやら入れ歯がGさんに合っていないようですね．「飛ばない」「なんでも食べられる」「お話もしっかりできる」入れ歯が一番ですよ．そのような入れ歯に変えることをおすすめします．どうでしょう？

女性：う～ん……

DH：今の入れ歯を修理してもよいですし，新しい入れ歯をつくられてもよいと思いますよ．保険でもできるので安心ですよ．

女性：この入れ歯をつくってくれた先生はもういません……これよりよい入れ歯なんてないです．もう誰にもつくれないでしょう．このままでいいです．

DH：そうでしたか．よくしていただいた先生がいらっしゃらないのは残念ですね．でも，同じようによい入れ歯をつくってくださる先生がほかにもいらっしゃると思いますので，考えてみてくださいね．では，またお会いしましょうね．

（2週間後の介護予防教室3回目，直接摂食嚥下訓練の体験実習中）

女性：みんななんでも食べられるのに，私は食べられない．
　　　　（DHは何気なく女性に近づき，話しかけました）

DH：そうですよね．好きなものを食べたいですよね．新しい入れ歯を入れれば，好きなものを食べられるようになりますよ．
　　どうしたいですか？

女性：この入れ歯と同じようにつくってくれる先生にお願いしたい．

DH：ちょっと調べてみましょうね．前につくって下さった先生は，とても高い技術をお持ちだったようですね．その先生の息子さんが，歯科医院をやっているそうですよ．その先生につくっていただくのはいかがでしょう？ただ，電車に乗っていかないといけませんが．

女性：同じようにできるの？でも，電車に乗るのはねぇ……
　　　　（入れ歯をつくり直すことに意欲が出てきたようです）

DH：電車に乗らなくても通える所だと，この先生はいかがでしょう？ここから歩いていける場所です．考えてみて下さい．

女性：ふ～ん．

DH：また，お会いしましょう．お元気でいて下さいね．

!POINT
直接，対象者から話を聞かなくても，ほかの誰かと話している様子や状況をよく観察することによってわかる情報もたくさんあります

Attention!
今は入れ歯をつくり変える気はまったくないようですが，介護予防教室は5回続くので，その間に対象者の気持ちを変えられればよいくらいの気持ちで気長に対応するのがよいでしょう．一度で解決しようとして強引に進めると余計にかたくなになってしまう人が多いものです

!POINT
対象者の「食べたい」という気持ちの変化を見逃さないようにしましょう

!POINT
前につくってくれた先生の技術を誉めてあげましょう

Attention!
ここでも今すぐに決めるようにせかす必要はありません．対象者自身に決めてもらうようにしましょう

（3カ月後）

女性：電車に乗っていくのは無理なので，歯科衛生士さんが教えてくれた近くの先生のところに通っています．

DH：そうですか．それはよかったです．時間はちょっとかかると思いますが，きっといい入れ歯ができあがって，なんでも美味しく食べられるようになりますよ．がんばって通ってくださいね．お元気で．たくさん食べて下さいね．

《 **Attention！**
応援メッセージを差し上げましょう

! **POINT**
DHの気持ちを伝えることで，女性は大切にされていると確信できます

（1年後）

女性：あなたの忠告のおかげで，飛ばない入れ歯をつくってもらいました．今はなんでも美味しく食べています．介護予防教室に参加してよかったです．友達もたくさんできたんですよ．

DH：それはよかったです．ごていねいにご報告ありがとうございました．いい入れ歯をつくっていただいたようでよかったですね．年に3～4回くらいは，先生のところに行って，入れ歯の調子をみてもらってくださいね．

! **POINT**
定期的に歯科医院に通うことを指導しましょう．家から出ることも大切です

女性：わかりました．本当にありがとうございました．

新人DHのギモンにベテランDHが答えます！

Q：なぜ，食事をするときに，わざわざ義歯を外すのか，対象者に理由を聞かなくてもよいのでしょうか？

A：会話をしている口を見れば，不適合な義歯を使用していることがわかります．不適合の義歯を入れている場合，「話しにくい」「食べにくい」「外れやすい」というのはセットです．また，食事時に義歯を外している高齢者は「入れ歯を入れると食べられない」と言います．
今後は全部床義歯が減り，部分床義歯やインプラントなど新たな問題が現れると思いますので，そうした知識についても十分に身につけておくことが必要でしょう．

4章 歯科衛生士の活動の評価

本章のポイント

- 支援活動後，よかった点，改善すべき点を実施した手技やクライエントの受け止め方から振り返っておきましょう．この振り返りを評価といいます．
- 評価はコンテンツとプロセスに分けてみましょう．
- プロセスについてのデータはクライエントの言葉や表情からも伝わってくるものです．
- 評価には，データの収集と分析が大切です．クライエントとのかかわりの記録はデータとなります．ケアを受けた人の受け取り方も組み入れましょう．
- 支援活動の最終評価者はクライエントです．

歯科衛生士の活動の本来の目的は，国民一人ひとりが健康で豊かな人生をまっとうできるように支援することです．よりよい支援を行うには，実践を振り返って，よかった点，改善すべき点などを評価することが大切です．全人的医療*の視点をもちながら，歯科衛生士の活動さらには自分自身の生活も振り返り，次の保健指導や活動をよりよいものにしましょう．

　歯科衛生士の活動のなかでも，ここでは，コミュニケーションを中心に振り返ってみましょう．

1. 評価とはなにか

　評価とはあるものの価値を測ることです．治療行為や予防活動が，意味のある内容であったかどうかを評価しなければなりません．計画 (Plan actions)，実行 (Do actions)，評価 (Check actions)，改善 (Take actions further to improve) といわれる流れの一つです（図4-1）．次回の活動が目的にさらに近づき，より意味のある活動ができるための課題探しにあたります．

　評価というと，すぐに「よい」とか「悪い」とか考えてしまいがちで，「一生懸命やったからよかった」とか，「なぜだかわからないけれどうまくいかなかった」で終わってしまうことも少なくありません．しかし，それでは，専門家の評価とはいえません．活動の目的に照らして，なにがよかったのか，なにが悪かったのか，具体的な点がはっきりしていないからです．評価は，単によい，悪いではなく，事実（データ）を集め，分析することが大切です．まず，なんのために評価をするのか，なにを評価するのか，どのように評価するかなどを決め，それにふさわしいデータをそろえ，具体的に分析をしましょう．

1）評価の種類

　評価は，評価する目的によって**診断的評価，総括的評価，形成的評価**に分けられます．

(1) 診断的評価

　診断的評価は，入学試験選抜など，必要な能力や知識の有無を見分ける，ふるいわけ（スクリーニング）に用いる評価です．

(2) 総括的評価

　総括的評価とは，学校の定期試験や国家試験のように，それまでの学びを通して，知識，技術など一定の水準の能力が獲得できたかどうかを判断する，資格認定などに用いられるものです．

　診断的評価と総括的評価は，過去の行動の結果をデータとして，合格・不合格（適用・非

＊**全人的医療**　一人ひとりの人間の身体，心理，社会的側面，さらにスピリチュアルな面もそのまま配慮し，さらに，その人間関係，自然との関係も視野にいれなければ人の支援はできないと考えてケアや治療，予防をする姿勢をさします．

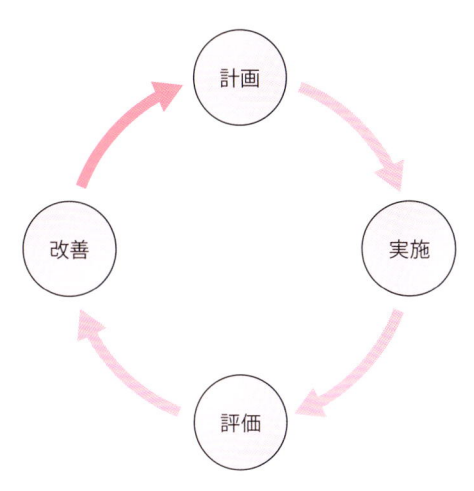

図 4-1　計画，実施，評価，改善の流れ

適用）に分けます．

(3) 形成的評価

　形成的評価とは，よりよい学習や行動を目指す人が，まず，現在の自分の状態を把握し，これから自分が目指す目的をもとに，**課題・目標を設定**するために行う評価です．合格，不合格を決めるものではなく，**学習者の，学習者のための，学習者による評価**といえます．

　ブラッシング指導を例にとれば，「あなたは磨けていませんね，不合格」と過去の行動だけを評価されても，患者さんはなにをどうすればよいかわかりませんし，やってみようという気持ちもわいてきません．

　そのようなとき，歯垢染色剤を使えば，きちんと磨けている場所，磨けていない場所を患者自身が知ることができます．この歯垢染色法は，適切な歯磨き行動を獲得しようとしている患者さんが，自分の今の問題（出発点・ベースライン）を知り，目標（ゴール）を決め，そこに到達するまでの課題を具体的に洗い出し，やる気を起こすことができるようになります．このように，目標に照らして，自分ができている点を理解し，できていないところや不足している点を明確にして，これからの行動を改善するために役立つのが，形成的評価です．現状把握と問題発見，課題設定です．プロフェッショナルとされる医療従事者は，他人からの評価（診断的・総括的評価）を待つのではなく，常に自らの活動を振り返り，評価し続け，よりよい活動を目指す（形成的評価を実施する）「内省的あり方（D. Schoen『反省的実践家』）」が姿勢として求められています．歯科衛生士にもこの姿勢が求められます．

2) コンテンツとプロセス

　歯科衛生士は，歯や口という人の体の一部をみるだけではなく，対象となる人が自分から積極的に健康な生活をつくり出せる，そのような人を育てる，保健指導や健康教育を目指しています．それには，その指導や教育が人の健康づくりという大きな目標に本当に合うもの

だったかどうかをきちんと評価しなければなりません．

　たくさんの人手と予算と時間を使って，健診の実施回数や参加人数などの結果をみるだけでは，その評価はできません．そうしたデータは人を集団として扱っているだけで，一人ひとりについての評価は置き去りにされているからです．

　実践をもとに現状を整理して，把握し，そして分析して，対象となる人を総合的にとらえる評価が必要です．活動全体を**コンテンツ（内容）**と**プロセス（流れ）**の2つに分けて評価してみましょう．提供する中身・内容と，その提供の仕方を分けてみるのです．

　いくら専門家がよいと考え，科学的に妥当な方法を伝えても，伝え方や流れが適切でなければ，相手にとっては意味がないばかりか，「もう，いや」ということになりかねません．反対に多少面倒くさい手技や複雑な知識であっても，伝え方，相手の巻き込み方が優れていれば，「やってみようかなあ」ということにもなるでしょう．

(1) コンテンツの評価

　コンテンツとは，対象となる人に提供し，伝えられた知識・技術です．対象者から得た口腔内の情報や食事，生活についての情報などの量や質です．コンテンツは，多くの歯科保健などの事例をもとに整理され，一般的によいといわれる技術，知識です．そうしたコンテンツが，科学的に妥当であったかを評価するのです．

(2) プロセスの評価

　プロセスとは，指導や教育の最初から最後までの流れ，聞き方，話し方，教える順番など，全体の流れを左右する条件です．コミュニケーションにおいて重要な「どのように伝えていったか」です．プロセスは，誰であっても同じというわけではありません．伝える人，伝えられる人，その場所，時間などでそれぞれ異なります．この場合は，かかわる人と人の関係によって，そこに流れていくものが変わるということです．コンテンツは，どこでもいつでも同じものを提供できますが，プロセスは提供する人によって，また，される人によって変わると考えましょう．

　ではプロセスのデータは，どのようにみつければよいのでしょう．

3) プロセス・データの収集

　プロセス・データは，クライエントの言葉や表情，姿勢や態度，衣服や所持品などさまざまなものに表れます．「痛い」，「苦しい」，「もっときれいに」，「うまくできない」，「もう，どうでもいいんです」という感情を交えての言葉や，その場で返ってくるクライエントからの笑顔，不安げな表情，額に吹き出る油汗，かたく握ったこぶしや足の組み方など，身体的な合図はクライエントへの指導や教育内容の受け取り方，変化を表すプロセスのデータです．

　スケーリングの最中に患者さんが「痛い」と言えば，あなたはその意味を理解して，すぐに行動を変えることができるでしょう．患者さんの口唇に固定の指をかけたのが痛い原因とわかれば，指の位置を変え，指のかけ方に気をつけるようになるでしょう．この「痛い」と

いう患者さんの言葉は，あなたの手技への評価データです．あなたがこれをデータとして理解できたため，自分（の手技）を評価し，問題行動を変えることができたのです．

もし，ブラッシング指導の途中で，「もう，どうでもいいんです」と言われたり，飽きた顔をされたりしたら，あなたはどうしますか．聞こえなかった，見えなかったふりをして，ブラッシング指導を続けますか．それとも，「そんなこと言わないでね，ね，ね，やってみましょう」と言葉をかけるのでしょうか．

流れを上向きにしないと，クライエントは離れていってしまいます．上向きとは，クライエントを指導や教育や予防に巻き込んで，積極的になってもらえる方向，やる気を起こしてもらうという意味です．クライエントからの反応（言葉や表情）を，指導のプロセスを改良するデータとして利用することができるのです．

4) プロセス・データの評価

では，プロセスのデータはどのように評価すればよいでしょう．プロセスの特徴は，一人ひとり異なる，1回ごとに異なるという点にあります．対象となる人，グループ，場所，時間によって，異なるのがプロセスです．

活動中に起きた客観的事実を，データ（言葉，声の調子，表情）としてまず集めることです．クライエントとの会話を録音することも一つの方法です．また，音声だけではなく，クライエントの様子をビデオなどで記録できればより正確なデータが得られます．もちろん，録音やビデオ撮影にはクライエントの許可をとる必要があります．これは歯科衛生士である医療専門家に課せられた秘密の順守（プライバシーの保護）という点から当然の義務です．

機材などの持ち込みが難しい訪問歯科診療などでは，同伴している仲間の力を借りて患者さんとの会話をメモしてもらうこともよいでしょう．また，一人で患者さんに会うときには，業務終了後，記憶を頼りに患者さんとの会話をメモに残すこともぜひやっておきたいことです．

このようにして集めたデータから，医療の現場における第三の人間関係，対等な人間同士という視点からみた患者と歯科衛生士とのやりとり（p.48参照）を知ることもできます．実際の分析については，以下で詳しく述べます．

2. コミュニケーションの評価

コミュニケーションの評価を，2章の30歳の女性と歯科衛生士の会話の例で考えてみましょう（p.48参照）．

　　DH：こんにちは．……①
　　女　性：こんにちは．（相手の様子をうかがうように）……②
　　DH：今日はいかがですか．……③
　　女　性：最近，歯が黒くなってきて，恥ずかしくて，恥ずかしくて．（歯を見せる）……④
　　DH：たしかにすこし黒ずんでいますね．……⑤

女　性：今日，白くきれいな歯にしてほしいんです．……⑥
D　H：そのまえに，まず，食生活などについてお聞きしたいのですが．……⑦
女　性：私，肌も白いほうだから，余計に気になるんです．きれいにして下さいね．できますか？……⑧
D　H：できますよ．でも，今日きれいにしても，原因を探さないと，また黒ずんできちゃうでしょ．……⑨
女　性：とりあえず，きれいにしてほしいの．……⑩
D　H：コーヒーや紅茶をよく飲むほうですか．……⑪
女　性：あんまり飲まないわ．……⑫
D　H：お茶は？……⑬
女　性：お茶は嫌い．ねえ，きれいにしてもらえるかしら．……⑭
D　H：ムムム……⑮

　上記の会話を**コンテンツ**と**プロセス**に分けて評価します．患者さんは，歯をきれいにしたいとの希望をもっています（⑥）．歯科衛生士は，スケーリングをしようと動く前に，食生活について質問をしています（⑦）．食事と歯の汚れとの関係を教えることは，歯科保健指導の内容として適切です．ただし，指導のプロセスという面からみると少し問題があります．患者さんにこの話を受け入れる余裕があったでしょうか．「恥ずかしい」という患者さんの気持ちを，歯科衛生士は理解できたのでしょうか．もし，歯科衛生士が理解できたと思っても，患者さんに「私の気持ちをわかってもらえたわ」と思っていただけたでしょうか．

1）まずクライエントとの人間同士の関係をつくる

　メディカル・インタビュー（医療面接）には，(1) 情報を収集する，(2) クライエントの感情に気づき，大切にする，(3) これからの健康（行動）への動機づけをする，の3つの役割があると述べました（p.54参照）．しかし，この会話では，クライエントの感情にはまったく配慮されていません．歯科衛生士の言葉からも，理解したとの様子は伝わりません（⑦，⑨）．

　食事と歯の汚れの関係（知識）を教えるにしても，いまこのクライエントは納得できる状態にはありません．ここでは，まだ，医療現場での第一の専門家と素人の関係に入るのは早すぎます．まず，人間同士の関係をつくることです．正しい知識を教えたいと思うのはよくわかります．けれども，その知識がクライエントに受け止めてもらえなければ，教えなかったことと同じです．

2）クライエントの考えや希望を明らかにする

　自分が感じていることを，歯科衛生士にわかってもらえたと思えれば，クライエントは安心して，次の段階に進めます．ここでは，「恥ずかしさ」や「どんなときに感じるのか」，まずクライエントの感情をていねいに味わい，考えやその希望を明らかにしたいところです．専門的な知識をもつ歯科衛生士にとっての黒ずみではなく，患者さんにとっての黒ずみなの

ですから．

　ここまでの歯科保健指導は，患者さんが自分の問題に気づけるプロセスになっていません．もちろん，まだ患者さんの気持ちがやわらぐ人間関係をめざすための軌道修正はできます．蝶が繭から出て羽をのびやかに広げ始めるように，問題で苦しんでいるクライエントにも自分から主体的にのびやかに問題解決に乗り出していただけるような関係をつくる努力をすることです．

3）クライエントの心の変化から─問題点を明確に，そして共有する

　患者さんは，歯の汚れが気になって（④），歯科衛生士に支援を求めています（⑥）．自分の希望ははっきりしていますが，専門家からみると，患者さんは問題を明確につかんでいるとはいえません．最初はすこし緊張して，歯の汚れを取りたいと言っていますが（⑥），その後は，歯科衛生士への反感をもってしまったようです（⑧，⑩，⑫）．そのときの顔の表情や手足の姿勢は，きっとその緊張や反感を表現していることでしょう．

　その反感を歯科衛生士も当然感じたでしょうが，それを意識しないかのように，患者さんの言葉に反発する発言をしています（⑨）．まさに売り言葉に，買い言葉です．患者さんの感情は，緊張→困惑→不快へと変化しています（⑧，⑩，⑫）．歯科衛生士が患者さんを不快にしたいと思ったのならば構わないのですが，無意識のうちに不快にさせたとしたら問題です．まして患者さんに食生活と歯の汚れとの関係を理解してもらいたいと思っていたならば失敗です．

　患者さんが伝えていることで，わかったことがあれば，それを患者さんに言葉できちんと伝え直すことです．「○○さんは，歯が黒くなっているのが気になって，今日はそれを白くしてほしいと思っていらっしゃるのですね，それでよろしいでしょうか」というように．

　この言葉による確かめを伝えられたこの患者さんは，「そう，そうなんです」と自分の伝えたかったことが歯科衛生士に伝わったと確信でき，ほっとするでしょう．自分が伝えたいと思っていたことをそのまま理解してもらえたと思えると，人は落ち着けるのです．

4）知識を伝える時期を選ぶ

　クライエントは，落ち着くと，素直に歯科衛生士の言葉に耳を傾けることができます．この例は，伝えようとした知識（内容）は適切でも，クライエントの問題への気づきの程度の判断や，知識の伝え方，伝える時期の選択が適切ではなかった，プロセスに問題があった例といえるでしょう．その原因は，クライエントが言いたいことを確かめることなしに，専門家として言うべきことを時期を考えずに伝えてしまった点にもあります．プロセスを知って適切な時期を選びましょう．

5）コミュニケーションの振り返りのポイント

(1) 挨拶はできていますか，適切な言葉遣いはできていますか

　まず，挨拶をしたことはすばらしいことです（①）．歯科医院では，挨拶なしに歯科治療が始まることも少なくありません．挨拶は「私はあなたの敵ではありません」ということを，

相手に伝えるために大切です．初対面ならば挨拶に加えて自分の名前を名乗りましょう．敵でない，味方なのだということがわかり，患者さんは自分を大切にしてくれる歯科衛生士に会えたと嬉しくなるでしょう．

また，診療を終え帰路につく患者さんに「お大事にしてください（「くださーい」と語尾をのばすのは若いスタッフでしょうか）」と送りだすクリニックが少なくありません．さて，この「お大事に」と「して」は適切なつながり方でしょうか？「お大事に」は敬語ですが，「して」は敬語ではありません．適切な文章は，「お大事になさってください」となります．敬語は相手を大切にする言葉です．尊敬語と謙譲語からなる敬語の使い方を，折に触れてブラッシュアップしておきましょう．

(2) 質問の仕方は適切ですか

いつも会っている患者さんに「今日はいかがですか」（③）という言葉かけは，「お元気ですか」とも，「今日は歯科衛生士の私になにかしてほしいことがありますか」とも，「歯の調子はいかがですか」とも解読できます．どちらにしても，自由になにを話してもよい質問（**開かれた質問**，open ended question）で話しかけたので，患者さんも言いたいことを話せました．質問は，このほかに「はい，いいえ」で答える**閉じられた質問**（closed question）や数値や日時，場所などを尋ねる**中立的な質問**（neutral question）があります．最初は，患者さんがどのようなことで今日ここに来たのか，開かれた質問で大きく網をかけ，内容が少し理解できてから，閉じられた質問，中立的な質問をして問題をさらにはっきりとさせましょう．最初から閉じられた質問をして，患者さんの問題をこちらが勝手に決めてしまうよりもずっと安全です．

(3) クライエントの「知・情・意」を把握できていますか

「最近，歯が黒くなってきて恥ずかしくて，恥ずかしくて」（④）という患者さんに，歯科衛生士は「たしかにすこし黒ずんでいますね」（⑤）と，黒ずみという事実が確認できたことを伝えました．歯科衛生士が「そんなに黒くないですよ」と否定したり，「よく気づきましたね」と評価したりせずに応えたので，患者さんは嬉しかったでしょう．しかし，恥ずかしいという思いについては触れてもらえませんでした．

「今日，白くきれいな歯にしてほしいんです」（⑥）との発言で患者さんが強調したかったことは，「今日」でしょうか，「白く」でしょうか，「きれいに」でしょうか．歯科衛生士はまだどちらとも理解できていないでしょう．そこで**確かめ**ていく必要があるのです．

でも，話された内容を確かめる言葉かけはないまま，「まず，食生活などについてお聞きしたいのですが……」と専門家の視点からの質問をしてしまいました（⑦）．そこで患者さんは「わかってもらえていない」と思ったのでしょう．「きれいにして下さいね．できますか？」と念を押したのです（⑧）．「できる？」と問いかけた患者さんの言葉に「できますよ」と答えますが，歯科衛生士は「でも，今日きれいにしても，原因を探さないと，また黒ずんできちゃうでしょ」（⑨）と否定に近い反論を専門家の意見として述べています．科学者として，正し

いことを言っています．ただ，それは，相手を理解しないままの発言になっています．
　患者さんの**言葉**に答え(answer)ましたが，**想い**には応え(respond)なかったといえます．この言葉を聞いた患者さんは「とりあえず，きれいにしてほしいの」(⑩)とまた念を押しました．ここで患者は，本当にこの歯科衛生士は歯をきれいにしてくれるのか，自分が言っていることを本当にわかってくれているのか，と心配になっているのです．
　「コーヒーや紅茶をよく飲むほうですか」(⑪)，「お茶は」(⑬)と歯科衛生士はすでにこの患者さんへの，飲み物による汚れと考えて，それを断固として理解させようとしています．しかし，患者さんは「あんまり飲まないわ」(⑫)とけんもほろろです．「お茶は」に，「お茶は嫌い」．さらに，「きれいにしてもらえるかしら」(⑭)とプレッシャーをかけてきます．ついに歯科衛生士は言葉を失い，「ムムム」(⑮)となります．これがこの会話の流れです．
　歯科衛生士も患者さんも落ち着くどころか，イライラが募ってきました．上向きのプロセスとはいえないでしょう．クライエントの気持ちを理解しないまま専門知識を振りかざしたからです．

(4) 会話記録を作成して活動を評価しましょう

　このようにコミュニケーションに注目して活動の流れを分析すると，自分の人へのかかわりなどプロセスの課題がはっきりします．こうした点に気づかないまま過ぎて，「今日の患者には腹が立った」との思いだけを残してはいけません．会話記録をつくり，分析し，データとしてコミュニケーションを振り返り，プロセスを評価することが大切です．

3. 信頼関係をつくる力をつけるために―態度分析―

　歯科保健指導や健康教育で最も大切なことは，患者さんとの信頼関係をつくることです．これは患者さんが安心してあなたの指導や教育を受けられる関係，患者さんに「私を大切にしてくれる医療の専門職だ」と確信してもらえる人間関係です．
　信頼関係をつくる力を見直す方法の一つに**態度分析**があります．たとえば，「相手をほめたい」と思ったら，ふつうは相手がほめてもらえたと思ってくれる言葉を慎重に選びます．でも，人は，それほどていねいに考えて言葉を使うとは限りません．いつものクセがでたり，自分の仲間うちの言葉を親しみを込めるつもりで使ったりしてしまいます．けれども，そのセリフを聞いた相手はその一般的な解釈，セリフ通りの意味しか理解できずに，びっくりすることもあります．相手を励まそうと思って「だめじゃないか，そんな弱気なことでは！」といわれた人が，「あの人に叱られた」と理解しても無理はありません．言葉をそのまま受け取れば，その通りなのですから．
　このように，私が伝えたかったメッセージと伝えられた相手が理解できたメッセージに大きなギャップがあるかもしれないと考えて，自分のセリフを振り返ることが大切です．
　態度分析は，実際に私が語ったセリフの働きと意味を明確にする，いいかえれば，自分のしたかったことと，実際にしゃべったことにギャップはなかったか，見直すためのツールの

一つです．態度は，次の5つに分類されます（E.H. Porter ポーター Jr.1950）．

1）5つの態度

(1) 評価的態度

　例：「それはすばらしいですね」，「よくないですね」

　相手が評価されたと感じる話し方で，相手の話した内容や行動を評価する話し方です．結果として，相手はいろいろな形で判断され，批判されたと感じることにもなります．

(2) 解釈的（教示的）態度

　例：「それはそういうものですよ」，「こうしたほうがよいですよ」

　相手にアドバイスなど考えや知識を教えるなど専門家的な立場から教え，説明する話し方です．相手が気づいていない問題や内容の意味を教え，専門家としての優位な立場から相手やその問題を理解する態度です．結果として，相手に専門家の考えや解釈について考えさせることにもなります．

(3) 調査的態度

　例：「いつからですか」，「どのくらいですか」

　相手の話したいことや考える流れをこちらがコントロールしてしまうこともある質問です．専門家としてクライエントの問題点を明確にしたいために，問題の状況などについて質問したり，調査したり，多くの情報を求めるかかわり方です．結果として，相手の言いたいことをさえぎったり，コントロールしたりすることにもなります．

(4) 支持的態度

　例：「だいじょうぶですよ」，「私たちがいますからね」

　クライエントに「大丈夫です」，「安心して」などと保証を与えることです．クライエントの感じている痛みや不安など，否定的な感情をやわらげ，安心させようとする気持ちから生じる態度です．支持しすぎると，クライエントの本当の感情を否定する場合や依存させてしまうこともあります．

(5) 理解的態度

　例：「○○したいと思っていらっしゃるのですね」，「辛くて眠れず不安なのですね」

　クライエントを一人の人間として，さらに主人公としてかかわる話し方です．相手の話した内容や感情，体験している意味を理解しよう，そして私にわかったことを相手に**わかってもらおう**と，相手の言葉を大切にしながら，私の言葉で伝えるかかわり方です．注意してほしいのは，話や感情，体験を**理解する**ことではなく，相手をそのまま**理解しようとする**態度です．この態度の基礎には，相手を尊重し，受け入れようとする，相手は自由にものを考える人だとする許容的態度や**よい・悪い**はひとまずおいてとりあえずそのままこの人の話を聴きたいと考える受容的態度も基本として必要です．

　(1)～(4)の態度は専門家である歯科衛生士が主人公で，(5)の理解的態度は，相手，患者さんを主人公としてかかわる態度です．

2）望ましい態度，人の話を聞く態度
(1) 意図と行動を一致させる

コミュニケーションにおける態度分析のポイントは，自分が患者さんに対して「したいと思ったこと（意図）」と，実際に「とった行動（事実）」が一致しているかどうかを見分けることです．前述の5つに分類される態度を，自在に使いわける力をもつと，意図と行動を一致させることができるようになります．

たとえば，相手を評価したいならば，相手が評価されたと感じるような言葉かけをすることです．理解したいと思うならば，相手が理解された，わかってもらえたと感じられるメッセージを送ることです．逆のいい方をすると，こちらが相手を理解しようと思っても，相手が質問責めにされたと感じたり，あるいは相手を支持したいと思っても，相手が叱られたと思うような言い方は避けなければなりません．

支援活動で展開される人間関係をまずつくっていくのはあなた（＝専門家である歯科衛生士）です．人間関係の性質によっては，相手は落ち着くことも，不安になることもあります．人は，自分をそのまま理解してくれる人に出会うと落ち着いてくることが経験的に知られています．支援活動では，まず専門家が理解的態度をとることで，クライエントが無理をせずにいられるような人間関係がつくられます．自由な雰囲気がないと，クライエントは，自分自身や自分が抱えている問題に気づくことも，それを受け入れることも，まして，問題解決の方法を考えたり，選んだりすることもできません．

(2) 自分の態度の分析をしてみる

先の30歳の女性との会話の例（p.48参照）を**態度分析**によって評価してみましょう．この歯科衛生士は歯の黒ずみが飲食物によるものと仮説を立て，自分自身の考えを裏づけるためにいくつかの質問（調査的態度）を患者さんにしています（⑦，⑪，⑬）．また，「（あなたは知らないでしょうが）黒ずんできちゃうでしょ」（⑨）と解釈的態度もとっています．

クライエントに会ったらすぐに調査をしたり，教えたり，評価をするのではなく，まずクライエントが落ち着いて「感じ，考え，希望」していることを話せるようになってもらいましょう．そしてなにか話してくれたら「わかったこと」をこちらから伝え，確かめていくという理解的態度が必要です．

歯科衛生士は，善意から自分が問題を解決してあげようとして，自分がまだわかっていないことを質問して細かく聞き出すこと（調査的態度）が得意です．しかし，まずは，クライエントをそのまま理解するために話されたこと（話の内容）や話しているその人の気持ち（感情）を確かめていきましょう．

(3) 患者さんが帰り際に残す一言

「入院患者さんが本心を話せる相手は，病室の掃除にくる人々だ」というのは有名な話です．患者さんは，なかなか自分の希望や感情を医療職に伝えようとはしません．患者さんは，本気で病気を治したいと思えば思うほど，医療職から見捨てられたらどうしよう，叱られて

嫌われたら病気を治してもらえないのではと考えてしまうのです．

　歯科診療や訪問歯科診療などが終わるとき，患者さんは「今日もまた言えなかった」と思うことが多少なりともあります．医療職からみれば，大したことではなくとも，こうした小さな行き違いが，積もり積もって大きな隔たりとなります．

　患者さんは帰り際に「やっぱり難しいのですね」とか，「ありがとうございました」の言葉を残していくでしょう．そのときの顔の表情やしぐさで，患者さんが落胆して帰るのか，希望を少しみつけて帰るのか，そのつもりで患者さんを観察するとわかってくるものです．だからこそ言葉だけでなく表情や姿勢，声の調子などにも細やかな注意を向けてほしいのです．それが今日の歯科衛生士としてのあなたの支援活動への最終的な評価なのです．これがあなたの形成的評価となり，次回の歯科診療時や歯科保健指導でクリアすべき歯科衛生士であるあなたの課題になるのです．

(4) よりよい質の人間関係を目指す

　一生懸命指導をしたのにクライエントに思うような行動変容や身体的改善が起こらなければ，歯科保健指導の**コンテンツ**と**プロセス**を見直す必要があります．どのようなことを指導したか，どのような知識を教えたか，すなわち**コンテンツ**です．しかし，クライエントによっては，知識を理解できても，実行できないかもしれません．また，納得はしているけれど，実行ができないこともあります．これは，新しい行動についての知識不足か，その行動を生活に取り入れるための実行上の工夫が不足している，いわゆるマネジメント不足です．専門家である歯科衛生士が，患者の日常生活に新しい行動を組み込めるように詳しく調査し，分析し，適切な知識や方法を与えるように指導しましょう．

　クライエントが自分の問題をまだ納得できずに実行できない場合は，クライエントが落ち着く，問題発見する，納得する，問題解決の方法を探す，そして実行という歯科保健指導の**プロセス**のどこかに問題があるはずです．この点については，まずあなたとクライエントとの関係を洗い出しましょう．

　あなたのクライエントへのかかわり方に，理解的態度が不足しているのではないでしょうか．調査や評価，解釈的態度を最初からとっているのではありませんか．まずは，理解的態度によって信頼してもらえる人間関係をつくって下さい．あなたとクライエントが本当の問題を互いに共有してから，問題解決に向かうための細かな情報を得るための調査的態度や実際の行動をほめたりする評価的態度，そして，さまざまなアドバイスなどを伝える解釈的態度をとっても遅くはないのです．いつでもやり直しはできます．勇気をもってよりよい人間関係をつくり，問題を洗い出す努力をしてください．

(5) 歯科衛生士の専門知識を活用する

　また，歯科衛生士の専門知識を十分に活用しましょう．口腔内の因子だけでも，歯，歯周組織，口腔粘膜，舌，唾液，細菌などがあげられます．このほかに全身的な状況も口腔状態には大きくかかわります．これらの相互作用の結果，う蝕，歯肉炎，歯周病，口臭，歯の喪

失などが起こります．その結果，痛み，食事が進まない，人と話せない，人前で笑えないなど，人間生活の豊かさが失われてきます．したがって，人間らしい豊かな生活を獲得するためには，口腔内の改善が必要であることをクライエントにもっとアピールする一方で，全身管理の知識や技術も充実させておきましょう．

また，QOLというキーワードをクライエントにも知ってもらえる具体的な教材を豊富に用意するとよいでしょう．保健行動の定着には，歯科保健行動と一般の生活行動を組み合わせて，クライエントにとって価値があると確信し，実行できるように教えることが大切なのです．

(6) 常に信頼関係を見直す

クライエントとの信頼関係も一度できたら，それでもう安心，ではありません．人は刻一刻と変化します．昨日の信頼関係も，今日の失言の一言でもろくも崩れ去ります．信頼関係を維持するには，クライエントとの，「今，ここでのやりとり」を大切にすることです．信頼関係が崩れるのは，相手に大切にされていると感じられないやりとりが延々と続くときです．

(7) 言葉での「確かめ」が大切

クライエントの感情に目を向ける大切さを繰り返し述べてきました．あなたとのやりとりのなかで，クライエントの顔に浮かぶ表情や姿勢をよく観察し，軌道修正をしてください．「なにか変だな」とか，「おっ，暗くなったな」，「こちらの教えたことをわかっていない顔だな」などです．これらが評価のデータになります．

いつもは忙しく，クライエントの反応を見過ごすとか，気になっていても忘れてしまうことがあります．でも必要なときには，相手の感情を敏感にとらえ，言葉で**確かめる**ことです．それには，普段からあなたの中（心の中）に流れる感情を，あなた自身に向かって，言葉で言い聞かせることができるように練習するとよいでしょう．

あなたの感情を意識することで，ほかの人の感情にも敏感になれます．人は互いに理解しあえないと不安が大きくなります．たとえば，「この歯科衛生士はなにを考えているのだろう．私をどうみているの．なんだか距離を感じるわ」と患者さんに思わせてしまわないためにも大切なことです．

先の30歳の女性との会話（p.48 参照）を例にとれば，「歯の黒ずみを恥ずかしいというあなたのために，私もできるだけのことをしていきたいと思います．そのうえでこれからの黒ずみを防ぐために食べものや飲み物を選んだり，歯ブラシの方法を変えたりするとよいと思っている私です」というメッセージを患者さんに伝えていくことで，「この歯科衛生士は私の悩みを理解し，解決しようとしてくれそうだ．私もできることをしていこう」と行動変容につながるチャンスが生まれます．

(8) いつでもインフォームド・コンセント

実は，こうした流れこそが**インフォームド・コンセント**の基本です．インフォームド・コ

ンセントと聞くと，難しい病状やそれに対する治療方針をクライエントに知らせることだと決めつけていませんか．

　歯科衛生士の考えや感情，意図をインフォーム（説明）するのも，インフォームド・コンセントです．情報とは，専門的，身体的なものばかりではありません．**私**を理解してもらうため，**私**についての情報である，知・情・意も立派な情報です．これが，**自分を伝える**自己紹介です．クライエントと歯科衛生士がお互いの情報を共有し合ってはじめて信頼関係が生まれます．言葉を交わすときには必ず，「この人はどんな気持ちで私の話を聞いてくれているのか」と相手の感情への配慮をしていくことです．信頼関係を維持しつづけられる重要なポイントです．

4. 最終評価はクライエントから

　とくに歯科疾患は，口や歯，舌の痛みなどのように生物的身体的状態だけではなく，顔の表情，発音，美しさ，話すことによって結ぶ人間関係に大きく影響するからこそ，歯科衛生士の活動の評価についてはクライエントから率直に伝えてもらえなければ，本当に意味があったのか，価値があったのか，いいかえれば，満足してもらえたのかわからないのです．あなたの活動の最終評価はクライエントが教えてくれるのです．

　それを知るには，クライエントの感想を，身体，心理，社会的側面（人間関係），そして価値観や信条などのスピリチュアルな側面も必要に応じて随時伝えてもらいましょう．あなたに話してもよいと思っていただけないと手に入らない情報です．そのかかわり方のコツについては，2章にもう一度目を通しておいてください．そして，利用者から聞かせていただいたことは，きちんと記録し，次回の指導などの時間に活用できるようにしておくようにしましょう．

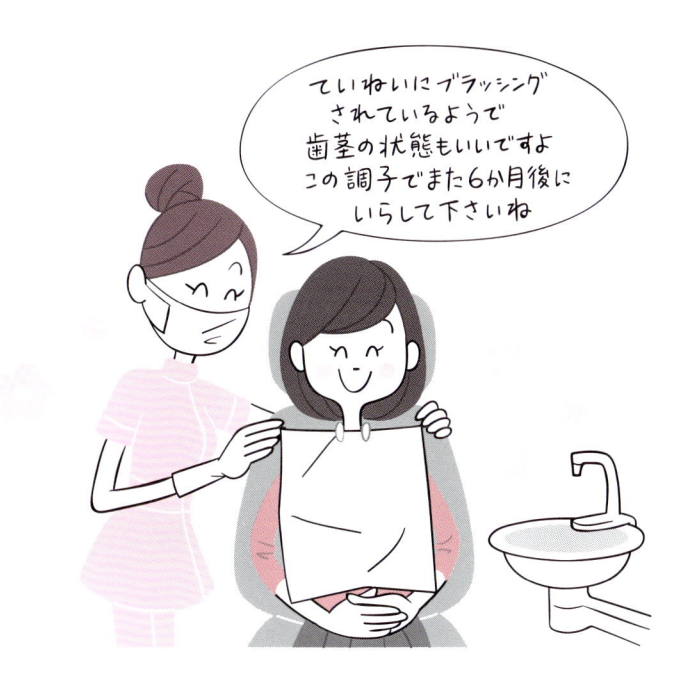

ライフステージにおける
よくある事例あれこれ21

歯科衛生士が日頃よく出会う事例と対処の方法をステージごとに示しました．どのような場合でも，対象となる人の話をよく聞いて差しあげることが大切です．もちろん，怒りや悲しみなどのマイナスの感情が大きく動いている人には落ち着いていただけるような支援態度でかかわることが必要です．そして，その話の内容とその人の感情の流れが少しわかってきたら，お互いに話の内容の確認を重ねて，対象となる人が自分自身の問題に気づき，行動変

	対象者	相談者	主な内容	具体的な内容
1	妊婦	本人	妊婦のブラッシング時の悪阻	妊娠3カ月に入った頃からつわりがひどく，食事をすると吐いてしまうことが多くなってきました．忙しくしているとそうでもないのですが，のんびりしていると吐くことが多いです．近頃，口から出血することがあり，口に歯ブラシを入れると，吐き気をもよおし，歯を磨くことも上手にできなくなってきました．歯周病でしょうか．生まれてくる赤ちゃんに影響があると困るので心配だと相談にやってきました．
2	乳児	母親	乳児の夜泣き	出産して6カ月．母乳も十分あたえられ一安心していたのですが，このところ毎日夜泣きがひどくて，睡眠も十分にとれていません．
			離乳食の開始時期	母乳がよく出るので，離乳食はまだ与えていません．乳歯が生えてきたので，そろそろ離乳食を与えたほうがよいでしょうか．
			育児に非協力的な夫	夫は仕事が忙しいと言って，育児に協力的ではありません．私ひとりで不安だし，疲れてヘトヘトです．
3	幼児	母親	スポーツ飲料の頻回摂取	3歳児健診で歯科医院に行くように指導されました．歯科医院に行ったところ，子どもは大暴れして治療ができませんでした．歯科医師から「治療ができないので様子をみましょう．歯を磨き，予防に心がけてください」と言われ，日常でフッ化物を使用するようにすすめられました．治療もできずに困ってしまって．それと，スポーツ飲料を水代わりに飲ませているためにむし歯になったと言われたのですが，本当ですか？ 歯磨きもさせているのに．
4	小学校1年生	特別支援学校養護教諭	障害児の摂食指導	この児童は給食を食べられません．なぜなら，今でも離乳食の初期食しか食べていませんので，給食を食べることができないのです．給食時間に児童を観察して，摂食指導をしてほしいのですが．

容が起こるような信頼のある関係づくりができるようになると思います．問題の解決には知識や技術も必要となりますので，ヒントになるようにアドバイスを記載してあります．活用してください．

歯科衛生士の業務や活動にお役に立つことを願っています．

対応	必要な知識・技術	対応期間	対応の難しさ	本書該当頁
・妊娠中に起こりうる問題であるので，安心感を与える対応で解決する． ・妊娠中で，より仕事が大変でないか，精神的なゆとりの有無確認をする． ・食事のとり方，内容の把握をする． ・歯磨きのタイミングやヘッドの小さい歯ブラシをすすめる． ・夜泣きの理由を会話から突き止める． ・母親の抱えている不安やストレスを理解し，軽減する．	・妊娠中に起こる身体的状況を理解する． ・妊娠中に起こる口腔内トラブルを理解する． ・歯周病と全身との関係を理解する． ・具体的な口腔清掃を提供し評価する．	出産まで	★	
・健常児であれば，離乳食を始めてもよい月齢であることを伝える． ・専業主婦であれば，地域の子育てグループや育児サロンの利用，NPO の子育て支援の利用などの情報提供をする．	・全身の発達と口腔の発達との関連を理解する． ・離乳食と口腔の機能との関連を理解する． ・乳歯の働きなどを理解する． ・地域の組織を理解する． ・児童虐待について理解する．	夜泣きがなくなるまで	★	
・親の不安の原因を探り，まず親を安心させる． ・フッ化物について説明する． ・歯科医院とのかかわり方の説明をする． ・スポーツ飲料をお茶や水に代える． ・う蝕ができた原因を子どもに説明する（3 歳であれば，親より理解してくれる）．	・スポーツ飲料によるう蝕の発生について理解する． ・フッ化物の効果と種類，その使用方法について理解する． ・口腔清掃の意味の確認をしてもらう． ・幼児期の食生活指導の知識を習得する．	スポーツ飲料をやめられるまで	★	Case1 (p.56)
・給食時に日常食べている離乳食を持参させ，親と一緒に摂食指導をする． ・児童の食べる状況のメカニズムを親が納得できるように説明する． ・摂食訓練の方法を説明する． ・給食を食べられるようになる時期をおおよそ伝える．	・摂食嚥下指導の知識と技術を習得する． ・食物の組成を理解する． ・障害をもっている人の特徴を理解する． ・親だけでなく，教員の支援，協力を依頼，実施してもらえる力を要する．	給食を食べられるようになるまで	★★	

対応の難しさ…… ★ ふつう　★★ やや難しい　★★★ 難しい

	対象者	相談者	主な内容	具体的な内容
5	小学校3年生	母親	矯正治療と構音障害	上下の前歯がきれいに並ばずに重なって生えています．学校歯科健診で，「歯並び不正」といわれました．歯並びを直すために，矯正の専門歯科医院に通い，治療を始めて6カ月経過しました．歯並びに変化がみられ，矯正治療を始めたことに満足感と感激を味わっていましたが，学校で子どもの発音がおかしいことを担任の先生や同級生に指摘され，地域の保健福祉センターに相談に行きました．構音障害があるようです．
6	ダウン症候群の15歳の女児	特別支援学校の担任	障害児の歯肉炎の改善	・ダウン症候群の15歳の女児．歯肉炎のため歯磨きをすると出血します．口唇が閉じないため，歯磨きをすると，血が流れてきて，怖がって歯を磨こうとしません．
			障害児の体重コントロール	・親は面倒なので，子どもの要求に何でも応えてしまい，毎日，約2Lのコーラを飲ませています．15歳にしては，本人の理想体重より15キロもオーバーしています．
7	精神疾患をもつ20歳の女性	精神担当保健師	精神疾患患者の歯周治療・補綴治療	精神疾患をもつ20歳の女性が精神科に通院中です．重度の歯周病のため前歯がなく，恥ずかしいので，なんとかしてほしいと，歯科医院を訪れました．歯科医師から，「取り外し式の入れ歯にしましょう」といわれ，「取り外し式の入れ歯はお年寄りが入れるもの，なぜ私が…」とショックを受けたようです．
8	出産を控えた妻	夫婦	日常生活の改善とプラークコントロール	両親学級に参加した夫婦．妻はう蝕活動性のリスクも高く，潜血反応も高い値が出ました．結果を2人に報告すると，改善するにはどうしたらよいのか相談を受けました．日常生活，口腔清掃などについてどのように考えているのかなどを尋ねることにしました．

対応	必要な知識・技術	対応期間	対応の難しさ	本書該当頁
・矯正治療を受けていても，MFT（口腔筋機能療法）を受けているかどうか確認をする． ・口腔機能訓練をすれば解決することを説明し，訓練を開始する． ・本人が発音を改善したい意志があるのかを確認する． ・児童本人に状況と改善方法を説明し，納得してもらう．	・矯正治療の方法をおおまかに理解する． ・口腔機能の異常を把握する． ・口腔機能を改善できるプログラムを立てる力をもっている． ・口腔機能訓練を提供できるスキルを習得する．	発音が改善されるまで	★★	
・親と面談し，協力を仰ぐ． ・セルフケアにより歯肉炎を治し，その後体重を落とす． ・一日の摂取カロリーを計算して，嗜好飲料水からのカロリーを親と担任養護教諭に伝える． ・コーラをお茶や水に変えたり，コーラを断つため，夏休みを利用して林間学校に参加させる． ・鼻呼吸の訓練を開始する． ・車通学を中止して，歩行距離を徐々に長くしていく． ・女児の身だしなみに注目してもらう．	・ダウン症候群の特徴を理解する． ・歯肉炎をプロフェッショナルケアとセルフケアにより治す（止血目的）． ・口唇を閉じるための口腔機能の訓練を習得する． ・女児にできる歯磨き指導を行う．	自分で歯磨きができるようになるまで	★★	
・精神科に通院を繰り返す人の特徴を理解する． ・まずは，思いこみなしに理解的態度を心がける．そのなかで，特徴がはっきりしてきたら，精神疾患の知識と照らしあわせながら，注意深く対応する． ・義歯でない補綴物を装着できるか確認する． ・単独で対応せずに，必ず多職種と対応する．	・精神疾患のうち，どのような疾患なのかを理解したうえで対応する（逆恨みや妄想で仕返しされる場合がある）． ・特別扱いをしない． ・多くの場合，発症中は口腔のセルフケアはできないものと考える．	ほとんどの人が発症を繰り返す	★★★	Case2 (p.64)
・口腔疾患のリスク判定キットはさまざまあり，適切な選択と対応をすることにより，口腔疾患の予防のみならず，生活習慣病の予防につながることを説明する． ・日常生活，口腔清掃の改善プログラムを作成する． ・う蝕や歯周病の予防プログラムの情報提供をする． ・目にみえる成果を出すように工夫する．	・口腔疾患のリスク検査キットの種類と使用方法，評価法を熟知する． ・疾病の状況の理解と改善するためのセルフケアの方法を理解する． ・安価で簡単に継続可能な改善プログラムの作成ができる． ・結果の評価ができる． ・妊娠時の口腔内の状態や変化を理解する．	出産前に成果を確信してもらえるまで	★	

対応の難しさ……　★　ふつう　★★　やや難しい　★★★　難しい

	対象者	相談者	主な内容	具体的な内容
9	20歳代の女性	本人	顎関節症	2歳半と1歳の子どもをもつ20歳代の女性．咬み合わせると顎関節が痛くて，食事ができない時があります．いつも痛いわけではなく，子どもが言うことを聞かなかったり，疲れた時などに痛みを強く感じます．歯科医院に通っても治りません．
10	35歳の会社員	本人	かかりつけ歯科医による摂食指導	35歳の男性会社員．会社の歯科健康診査で，「むし歯もなく，歯茎の状態も問題ありません．ただ食事が不規則なので，考え直してみてください」といわれました．どこも悪くないといわれたものの，実は，左の奥歯がチリチリ痛くて，再相談のために，かかりつけ歯科医院に行きました．
11	40歳の主婦	本人	予定どおり歯科治療通院できない患者	歯科治療中の40歳代の主婦．アポイントの日には，忙しいといって来院せず，予定どおりに治療が進みません．予定どおりに治療が進まないのは，歯科医院の処置の仕方が悪いせいだと歯科衛生士にあたります．口腔内の問題が多いので簡単に治療は終了しないこと，アポイントの変更が多く，予定どおり治療が進行しないこと，そのために処置したところも再度治療をしなくてはいけないことなどを説明しますが，納得してもらえません．
12	40歳の男性	本人	セルフケア実施のための行動変容	40歳の男性．毎週，「口腔ケアをしてほしい」と歯科医院に来院します．自分では，起床時に1度しか歯磨きをしません．そのため，口腔内には，プラーク，歯石がすぐにたまり，舌苔も付着しています．セルフケアの大切さを理解してもらうには，どうするべきなのでしょうか．

対応	必要な知識・技術	対応期間	対応の難しさ	本書該当頁
・歯が破折していないことを確認したら，TCH（歯列接触癖）の理論に基づいて対応してみる． ・口腔内の補綴物を交換したり，咬合を調整する前に，TCHの理論を提供できる歯科医院を紹介する． ・TCHの理論を実行できるように支援する． ・子育てのストレスを和げられるようにアドバイスする．	・TCHの理論を理解する． ・患者の訓練の支援をする． ・治療の意欲を感じたら，改善することを強調する．	原因が除外され症状が改善されるまで	★★★	
・このような痛みは，盲嚢の中に歯石やプラークがある場合が多く，セルフケアの前にプロフェッショナルケアにて盲嚢内を清掃してみる． ・口腔清掃の充実をはかる． ・歯周ポケット測定を行う． ・カロリーを含んだ飲料水や軽食，甘味食品を控えさせる．	・補綴物が多い，埋伏智歯や臼歯部で清掃がしにくい口腔状況について理解する． ・視診とエックス線検査だけでは見逃しやすいが，基本的な歯周検査をすれば解決することを知っておく． ・臼歯部の清潔を保つ清掃方法を習得している．	当日のみ	★	Case3 (p.72)
・歯科医師からはっきり伝えてもらうと解決することが多い． ・何度も治療をやり直していると，大がかりな治療になることを明言する． ・ホームケアを充実する方法を提供する．	・セルフケアができないと，治療途中の歯は悪化することを理解させる． ・言葉で解決しない場合は，歯科医師からの文書で明示する． ・同意書をとっておく．	なかなか解決しない	★★★	
・口腔ケアを自費に切り替える． ・口腔ケアはセルフケアが主であり，プロフェッショナルケアは支援であることを理解させる． ・電動歯ブラシなどをすすめる． ・セルフケアをした時としなかった時の差を指標で明示する． ・月1回のプロフェッショナルケアを実施する．	・口臭やプラーク，歯石の量や質をわかりやすく指標で明示できる． ・セルフケアの質を向上させる．	経済的・時間的にゆとりがあるうちは通院する	★	

対応の難しさ……　★　ふつう　★★　やや難しい　★★★　難しい

	対象者	相談者	主な内容	具体的な内容
13	要介護者	要介護者の家族	要介護高齢者および介護者のための口腔ケアの実施方法	要介護高齢者のケアをしている家族から，口腔ケアの方法を教えてほしいと要望がありました．けれども，実際は，介護を積極的にしているお嫁さんの口腔内が高齢者よりも悪かったため，お嫁さん本人の口腔内の状況を改善することが先決となりました．
14	50歳の脳梗塞を起こした男性	訪問看護ステーション	脳梗塞に伴う摂食嚥下機能の改善	・50歳代の男性．1年前に脳梗塞を起こして，今は自宅に戻っています．訪問看護ステーションから依頼を受け，訪問したところ，リハビリテーションをやめてしまったために脳神経外科病院を退院した当初より患者さんの摂食嚥下機能が落ちていました．水分摂取は困難であるにもかかわらず，エネルギーをとらせるために，スポーツ飲料350ccを一度に飲ませていました．飲ませた後は，胸に激痛が走り，七転八倒のひどい苦しみが続いているとのことでした．
15	50歳代の抗がん剤治療をしている男性	本人と妻	大腸がん治療中の口腔ケア	50歳で大腸がんを患い，抗がん剤治療を行っている男性．抗がん剤治療を行ってから，痛くて口を開けることもできずに，食事もできなくなってしまいました．口腔内は出血もひどく，なんとかしてほしいと歯科医院に来院しました．抗がん剤の副作用で歯肉は腫脹し，炎症がひどく出血も伴っています．当然，口腔内は清掃状態が悪く口臭もあります．
16	58歳の脳梗塞後に食道がんがみつかった男性	本人	口腔清掃意欲低下の改善	58歳の男性．脳梗塞後，リハビリをしてどうにか自立して外出ができるようになりました．3年ぶりにかかりつけ歯科医院に行くことができ，口腔診査をしました．歯石が付着していたため，歯石除去のため定期的に通院することになりました．1年後，食物が食道に詰まるような感覚になり，歯科医師に食道外科で検査するようにすすめられ，食道がんを宣告されました．手術ではなく，化学療法と抗がん剤治療の併用することになりました．唾液が出なくなり，口腔乾燥と口内炎ができるようになりました．気落ちして，口腔清掃をすることにも消極的になってしまいました．

対応	必要な知識・技術	対応期間	対応の難しさ	本書該当頁
・要介護者への口腔ケアの質を高めるために，介護者の口腔ケアの質（口腔清掃の方法や口腔機能の向上）を高める． ・介護者へ行った口腔ケアの方法を要介護者に提供すればよいことを説明する．	・介護をしている人の口腔内の状況が悪いことは珍しくないことを理解しておく． ・口腔機能向上のプログラムを理解する． ・高齢者の口腔機能の状態を把握し，機能を向上させるためのプログラムを組む． ・介護保険のシステムを理解する．	成果をあげるまで	★	
・摂食嚥下機能が低下した人の飲食物の摂取についての説明をする．リハビリテーションをすることで機能が回復することを理解してもらう． ・在宅での摂食嚥下機能の変化について把握してもらう． ・液体は摂食嚥下機能が低下した人には，難しいことを説明する． ・食品から水分を摂取できるようなメニューの工夫をする．	・摂食嚥下指導の知識と技術を習得する． ・摂食嚥下機能を改善させるリハビリテーションの技術を習得する． ・摂食嚥下機能不全の人への飲食物の摂取方法について理解する．	摂食嚥下時の痛みが改善するまで	★★★	Case4 (p.78)
・抗がん剤の副作用で歯肉が腫れやすくなること，ふだんよりもていねいに口腔内を清潔にすることの大切さを知ってもらう． ・水でのうがいに痛みを感じる場合，麻酔薬入りの含嗽剤を使ってうがいをすすめる．	・どのようながん治療をしているかを知る． ・口腔内にどのようながん治療の影響が出るのかを理解する． ・がん患者の口腔ケアの技術を確実に提供できる．	簡単には解決しないが，経口摂取できるようになるまで	★★	Case5 (p.85)
・患者の知・情・意をていねいに扱う． ・脳梗塞の後遺症に加え，がんの混合療法は，治療前の口腔清掃が治療に効果的であることを説明する． ・口腔粘膜の処置を行う． ・口腔乾燥の処置を行う． ・口臭の予防をする．	・脳梗塞の後遺症を理解する． ・がんの混合療法による副作用を理解する． ・がんの放射線療法による副作用を理解する． ・プロフェッショナルケアの提供ができる．	治療後，1年以上影響することもあるが，生きる意欲につなげられるまで	★★★	

対応の難しさ……　★　ふつう　★★　やや難しい　★★★　難しい

	対象者	相談者	主な内容	具体的な内容
17	70歳代の男性	妻	歯科医院変更の相談	65歳で定年退職するまで，毎年，会社近くの歯科医院で定期健診をし，問題がある場合には，そこで治療をしてきました．70歳までは1時間以上かけて，その歯科医院に定期健診に通っていましたが，治療が必要となり，何日も通う必要が出てきました．これからどうしたらよいのか，妻が近くの保健福祉センターに相談に訪れました．
18	アルツハイマー型認知症の63歳の女性	特別養護老人ホームの施設者	認知症の方の口腔ケア	アルツハイマー型認知症の63歳の女性．特別養護老人ホームに入所すると同時に「歯や歯肉が変です．どうしたらいいでしょうか」と施設の人から相談がありました．訪問してみると，女性が険しい顔つきでこちらをにらんでいます．口腔内を何気なく観察すると，28歯の上下すべての歯頸部が脱灰しています．とくに上顎前歯部はすでにC1になっていました．「なかなか口を見せてくれない」と担当の介護士が困っていました．
19	ALSで在宅療養中の75歳の男性	看護師	ALSによる口腔乾燥症	・ALS（筋萎縮性側索硬化症）で在宅療養している75歳の男性．毎日，訪問看護師，ヘルパーが大変効果的なケアを継続的に実施していました．「口の中をみたら，いつも唾液を吸引しているのに，吸引する必要がないくらい唾液が少なく，口の中が乾いてしまって心配です．また，乾燥時の口腔清掃を知りたい」と訪問看護師からの依頼が保健師を通じてきました．
20	脳腫瘍の入院中の患者	看護師	周術期の口腔ケア	脳腫瘍で入院中の50歳代の男性．意識レベルはⅢの300という大変危険な状況です．筋緊張が強く，口唇を咬み込み，口唇が壊死し，左半分がなくなっていました．二日前に体全体が弛緩し，口腔内をみることができたため，口腔内の粘膜を咬み込んだ傷をみた担当看護師から，「どうしたらよいのか，対処の仕方を指導してほしい」という依頼を受け，対応をしました．
21	80歳代の女性		義歯再製作のすすめ	介護予防教室の出来事です．口腔機能向上のプログラムの体験学習をしていた時，いきなり口から上顎義歯が転がり出ました．「60歳代につくったもので，何十年も使用しているので，直さなくてもよいと思っています．この入れ歯をつくってくれる先生も亡くなってしまったし」と新しくつくり替える気はまったくありません．

事例から学ぶ歯科衛生士のグッドコミュニケーション

対応	必要な知識・技術	対応期間	対応の難しさ	本書該当頁
・自宅近くの歯科医院を紹介し，普段は自宅近くに，年に1〜2回は，これまでのかかりつけ歯科医にて定期的に健診をするようにすすめる．	・患者さんの口腔状況を理解する． ・患者さんのニーズに適した歯科医院を紹介する． ・訪問歯科診療も視野に考えておく．	自宅近くの歯科医院を紹介するまで	★	
・その人の好きな歌や故郷の話題を提供する． ・痛みがあるところを把握し，痛みを出さないように対処し，口の中を見せてもらう． ・慌てず，ていねいにプラークを除去する（その後歯肉炎を治す）． ・う蝕予防処置をする．	・認知症について理解する． ・歯肉炎の予防をする． ・う蝕の予防をする． ・フッ化物を利用する． ・介護士へ口腔ケアに関する知識と技術の提供をする．	1〜2回の技術提供で終了する．	★	
・唾液が出るように，毎日，できるだけ口腔を触るように指導する． ・口の開閉がしにくくなりセルフケアが不十分になるため，専門的口腔ケアが大切であることを訪問看護師に理解してもらう．	・難病について理解する． ・ALSの進行とともに，口腔ケアの方法が変わることを理解する． ・唾液腺刺激で唾液を出す方法を知る． ・口腔乾燥時の口腔ケアを提供できる．	訪問看護師が口腔ケアを理解し，実践できるまで	★★★	
・身体が緊張している時は，口腔ケアは難しいので，口唇を咬まないように注意点を担当看護師に伝える． ・身体に弛緩が起こると，口腔ケアをしやすいので，患者さんに負担をかけない程度に口腔清掃を行うように担当看護師に伝える． ・口臭を除去する．	・脳腫瘍の症状経過を理解する． ・終末期の口腔ケアを理解し，説明する． ・身体の弛緩期に歯科衛生士による口腔ケアの介入機会をつくる． ・呼吸に影響するような口腔ケアは行わない．	1〜2回の技術提供で終了する．	★★★	
・介護予防教室に参加できるので，義歯を直し，自立を支援する． ・上顎の義歯を調整する（上顎の義歯は安定しやすいのにもかかわらず離脱するため）． ・義歯治療に適した歯科医師，歯科医院を紹介する．	・介護予防教室を理解する． ・高齢者について理解する． ・義歯について理解する． ・高齢者に歯科医院に通院することをすすめる． ・高齢者の活動を支援する組織について情報収集をする．	満足な義歯が入れば終了	★★	Case6 (p.90)

巻末表 ライフステージにおけるよくある事例あれこれ 21

対応の難しさ…… ★ ふつう　★★ やや難しい　★★★ 難しい

参考文献

序章
1) 地域包括ケアシステムについて：厚生労働省老健局，2013年6月13日

1章
1) 榊原悠紀田郎：歯科衛生士史記．医歯薬出版，東京，1997．
2) 日本歯科衛生士会編：歯科衛生士のあゆみ－日本歯科衛生士会60年史．医歯薬出版，東京，2012．
3) 河田安佳里：世界の歯科衛生士の比較・検討―日本・アメリカ・スウェーデン・韓国．東京歯科大学歯科衛生士専門学校卒業論文集，2006．
4) Dawn E. Coates et al：Dental Therapists and Dental Hygienists Educated for the New Zealand Environment. Journal of Dental Education. August 2009.
5) http://nendai-ryuukou.com/
6) http://www.dentalboard.gov.au/
7) 広辞苑：岩波新書，東京，2008．
8) 和辻哲郎：人間の学としての倫理学．岩波新書，東京，2007．
9) 今道友信：エコティエカ　生圏倫理学入門．講談社，1997．

2章
1) 小林純一：カウンセリング序説―人間学的・実存的アプローチの一試み．金子書房，東京，2014．
2) 中村千賀子，吉田直美：みるみる身につく歯科衛生士のコミュニケーション力．口腔保健協会，東京，2014．

4章
1) Donald A. Shön（著）／佐藤学（訳）：専門家の知恵―反省的実践家は行為しながら考える．ゆみる出版，東京，2001．

さくいん

数字
3歳児健康診査 ………………… 56
5事業5疾患 …………………… 5

あ
挨拶 …………………………… 103
暗号化 …………………… 40, 51
暗号表 ………………………… 40

い
インフォームド・コンセント
　………………………………… 109
医療保険 ……………………… 11
意 ……………………………… 37
意志確認 ……………………… 69
癒し …………………………… 53
癒しモード …………………… 53
入れ歯 ………………………… 64

う
う歯 …………………………… 58
上向きのプロセス ………… 105

え
栄養士 ………………………… 83

お
お年寄り ……………………… 64
応援メッセージ ……………… 95
親知らず ………………… 73, 76

か
かかりつけ歯科医院 ………… 72
価値観 ………………………… 44
介護保険 ……………………… 11
介護予防 ……………………… 11
介護予防教室 ………………… 90
会社の歯科健康診査 ………… 72
会社員 ………………………… 72
会話記録 …………………… 105
解釈的態度 …………… 106, 108

解読 ……………………… 40, 51
感情のコントロール ………… 25
感情の安定 …………………… 37
感情の理解 …………………… 37
がん拠点病院 ………………… 85
顎関節症 …………………… 118
含嗽剤 ………………………… 86

き
キーパーソン ………………… 71
気持ちの変化を見逃さない … 94
機能回復 ……………………… 79
嗅覚 ……………………… 41, 42
共感 …………………………… 61
共有 ……………………… 83, 88
教示的態度 ………………… 106
矯正治療 …………………… 116
筋萎縮性側索硬化症 ……… 122
義歯 …………………………… 90

く
クライエント ………………… 13

け
敬語 ………………………… 104
形成的評価 …………………… 99
健康 ……………………… 12, 53
健康モード …………………… 54
健康寿命 ……………………… 4
健康日本21（第2次） ……… 5

こ
コード化 ……………………… 40
コミュニケーションのコツ … 43
コミュニケーションのプロセス
　…………………………………… 48
コミュニケーションの落とし穴
　…………………………………… 45
コミュニケーションの雑音 … 47
コミュニケーションの成分 … 39
コミュニケーションの流れ … 37
コミュニケーションの評価 … 101
コンテンツ …………………… 99
口腔ケア ……………………… 89
口腔機能の向上 ………… 11, 90
口腔機能訓練 ………………… 83

口腔粘膜炎 …………………… 88
行動の変容 …………………… 2
行動変容 …………… 38, 65, 92
抗がん剤の副作用 …………… 86
抗がん剤治療 ………………… 85
高齢者 ………………………… 24
構音障害 …………………… 116
誤嚥性肺炎 …………………… 89
合理的配慮 …………………… 29

さ
最終評価 …………………… 110
在宅訪問 ……………………… 78

し
支持的態度 ………………… 106
仕上げ磨き …………………… 58
自然治癒力 …………………… 53
視覚 ……………………… 40, 42
歯科衛生士の義務 …………… 11
歯科衛生士の業務 …………… 8
歯科衛生士の歴史 …………… 15
歯科衛生士法 ……………… 8, 9
歯科口腔保健の推進に関する
　施策 …………………………… 5
歯科診療の補助 ……………… 8
歯科保健指導 ………………… 8
歯科予防処置 ………………… 8
歯周病 ………………………… 64
歯肉の腫脹 …………………… 86
歯列接触癖 ………………… 119
守秘義務 ……………………… 11
周術期の口腔ケア ………… 122
少子高齢社会 ………………… 23
障害児の摂食指導 ………… 114
食道がん …………………… 120
職業倫理 ……………………… 27
触覚 ……………………… 40, 42
信頼関係 ………………… 52, 105
自己決定 ……………………… 38
自己実現 ……………………… 38
自己選択 ……………………… 38
自己（問題）受容 …………… 38
自己（問題）発見 …………… 37
自律尊重 ……………………… 28
情 ……………………………… 37

126

情報の共有 ……………………… 2
情報伝達 ………………………… 32
人格 ……………………………… 33
人格的相互関係 …………… 33, 35
仁恵 ……………………………… 28
診断的評価 ……………………… 98

す
スキル …………………………… 32
スポーツ飲料 …………………… 56

せ
生活の質 ………………………… 2
生理食塩水 ……………………… 85
正義 ……………………………… 28
精神疾患 ………………………… 64
摂食嚥下機能 ……………… 78, 80
専門性 …………………………… 8
全人的医療 ……………………… 98

そ
総括的評価 ……………………… 98

た
多職種連携 ……………………… 2
態度分析 ……………………… 105
確かめ ………… 44, 48, 50, 109
ダウン症候群 ………………… 116
第一の人間関係 ………………… 34
第三の人間関係 ………………… 35
第二の人間関係 ………………… 34

ち
チャンネル ……………………… 41
地域包括ケアシステム ………… 5
地域包括支援センター ………… 90
知 ………………………………… 37
中立的な質問 ………………… 104
調査的態度 ……………… 106, 107
聴覚 ………………………… 40, 42

て
適切な言葉遣い ……………… 103

と
トロミ …………………………… 79

閉じられた質問 ……………… 104
動機づけ ……………… 13, 36, 38
道徳 ……………………………… 27
独占業務 ………………………… 8

な
内省 ……………………………… 37
軟食 ……………………………… 78

に
日常生活動作 …………………… 4
乳酸飲料 ………………………… 62
乳児 …………………………… 114
乳児の夜泣き ………………… 114
人間の関係学 …………………… 26
人間関係 ……………………… 105
人間観 …………………………… 44
妊婦 …………………………… 114
妊婦のブラッシング ………… 114
認知症 ………………………… 122

の
脳梗塞 …………………………… 78

は
母親としての義務 ……………… 60

ひ
ヒーリング ……………………… 53
評価 ……………………………… 98
評価的態度 …………………… 106
開かれた質問 ……………… 82, 104

ふ
フィードバック ………………… 51
フッ素 ……………………… 57, 63
フッ素入り歯磨き粉 …………… 57
不規則な生活 …………………… 72
不適合な義歯 …………………… 95
服務規律 ………………………… 27
プロセス ………………………… 99
プロセス・データ …………… 100
プロブレム・リスト …………… 14

へ
ヘルス・プロモーション ……… 53

ほ
訪問看護ステーション ………… 78

ま
マルチ・チャンネル … 42, 47, 48
麻酔薬 …………………………… 85
埋伏智歯 …………………… 73, 75

む
むし歯 …………………………… 56
無危害 …………………………… 28

め
メッセージ ……………………… 39
メディア ………………………… 41
メディカル・インタビュー …… 54

も
モチベーション ………………… 79
妄想 ……………………………… 69

や
やる気 …………………………… 82

よ
要介護者 ……………………… 120

ら
ライフステージ ………………… 2

り
リハビリテーション …………… 78
理解的態度 …………………… 106
離乳食の開始時期 …………… 114
倫理 ……………………………… 26
倫理の原則 ……………………… 28
倫理学 …………………………… 27

A
ADL ……………………………… 4
ALS …………………………… 122

O
open ended question ……… 104

127

Q
QOL ································ 2, 109
Quality of Life ························· 2

T
TCH ································ 118

V
verbal message ················ 48
verbal ····························· 43
visual message ················ 48
visual ····························· 43

vocal ····························· 43

W
WHOの健康の定義 ··············· 12

【著者略歴】

中村　千賀子
　1968年　　お茶の水女子大学理学部生物学科卒業
　1970年　　お茶の水女子大学理学研究科生物学専攻修士課程修了
　1971年　　東京医科歯科大学歯学部　助手（予防歯科学教室）
　1992～2011年　東京医科歯科大学教養部　准教授（人間科学・行動科学）
　2011年～　社会福祉法人　新生会　理事
　2014年～　群馬いのちの電話　研修顧問

白田　千代子
　1972年　　東京医科歯科大学歯学部附歯科衛生士学校卒業
　　　　　　帝都高速度交通営団診療所歯科室
　1976年　　出版健保診療所歯科診療室
　1978～2009年　東京都中野区北保健所ほか中野区保健・福祉分野
　1980年　　東京医科歯科大学歯学部附属歯科衛生士学校・東京医科歯科大学歯学部口腔保健学科　非常勤講師
　2009年　　東京医科歯科大学歯学部口腔保健学科　講師
　2011年　　東京医科歯科大学大学院医歯学総合研究科地域・福祉口腔保健衛生学分野　教授
　2014年～　東京医科歯科大学大学院医歯学総合研究科口腔疾患予防学分野　非常勤講師

事例から学ぶ
歯科衛生士のグッドコミュニケーション　　ISBN978-4-263-42202-1
2015年3月25日　第1版第1刷発行

著　者　中村千賀子
　　　　白田千代子
発行者　大畑秀穂
発行所　医歯薬出版株式会社

〒113-8612　東京都文京区本駒込1-7-10
TEL.(03) 5395-7638(編集)・7630(販売)
FAX.(03) 5395-7639(編集)・7633(販売)
http://www.ishiyaku.co.jp/
郵便振替番号 00190-5-13816

乱丁，落丁の際はお取り替えいたします．　　印刷・真興社／製本・愛千製本所
© Ishiyaku Publishers, Inc., 2015. Printed in Japan

本書の複製権・翻訳権・翻案権・上映権・譲渡権・貸与権・公衆送信権（送信可能化権を含む）・口述権は，医歯薬出版(株)が保有します．
本書を無断で複製する行為（コピー，スキャン，デジタルデータ化など）は，「私的使用のための複製」などの著作権法上の限られた例外を除き禁じられています．また私的使用に該当する場合であっても，請負業者等の第三者に依頼し上記の行為を行うことは違法となります．

JCOPY　＜(社)出版者著作権管理機構　委託出版物＞
本書を複写される場合は，そのつど事前に，(社)出版者著作権管理機構（電話 03-3513-6969，FAX 03-3513-6979，e-mail:info@jcopy.or.jp）の許諾を得てください．